認知症高齢者の世界

日本赤十字看護学会 臨床看護実践開発事業委員会 編

日本看護協会出版会

編集

日本赤十字看護学会 臨床看護実践開発事業委員会

（第3期・平成24年度〜26年度）

委員長

井部　俊子　　聖路加国際大学

委員

阿保　順子　　北海道医療大学

川嶋みどり　　日本赤十字看護大学

守田美奈子　　日本赤十字看護大学

松永　佳子　　東邦大学

赤沢　雪路　　社会医療法人財団慈泉会 相澤病院

倉岡有美子　　聖路加国際大学

中村　綾子　　昭和大学江東豊洲病院

上野　優美　　横浜市立みなと赤十字病院

執筆者（執筆順）

井部　俊子　　聖路加国際大学特任教授

川嶋みどり　　日本赤十字看護大学名誉教授

堀内　園子　　NPO法人なずなコミュニティ看護研究研修企画開発室室長、グループホームせせらぎ

赤沢　雪路　　社会医療法人財団慈泉会 相澤病院・精神看護専門看護師

上野　優美　　横浜市立みなと赤十字病院看護部師長・認知症看護認定看護師

阿保　順子　　北海道医療大学大学院看護福祉学研究科特任教授

西川　　勝　　前大阪大学コミュニケーションデザイン・センター特任教授

まえがき

本書は、認知症高齢者の世界を研究の「対象」として記述するのではなく、ケア提供者の世界の延長線上にあるものとして理解しようとしています。お風呂を嫌がることも、「うちに帰りたい」と動き回ることも、「ごはん、いりません」または「ごはん、まだいただいていません」と言うことも、今行ってきたばかりなのにすぐまた「トイレに行きたい」と言うのも、きっと理由《わけ》があるのです。その理由《わけ》が彼ら・彼女らの生活に寄り添ってみていると分かってくるのです。

そうすると、認知症高齢者の世界がとても愛おしい世界であることが分かります。この感激を分かち合いたいと考え、出版に至ったというわけです。

本書は、日本赤十字看護学会臨床看護実践開発事業委員会（第3期・平成24年度～26年度）の活動から生まれました。この委員会は、①臨床に埋もれている看護の技を発掘する、②看護の技を検証する、③検証された看護の技を普及することによって、臨床看護実践の開発支援を審議することを目的としています。

同委員会の第2期（平成21年度～23年度）では、「急性期病棟における高齢者の不穏症状の出現と対応に関する調査」を行うとともに、3Dサポートチーム[*1]の検討も行いました。また、日本赤十字看護学会学術集会の交流集会において、安楽の技術として「タクティールケア」の実践と普及をいたしました。

第3期の委員会活動は「認知症高齢者のワンセットケアの確立と普及」と定めました。委員会では「安楽」の概念を理解するため、研究者を招いて意見交換を行いました。取り上げた研究報告は、「一般病棟熟練看護師による安楽な看護のプロセス[*2]」（佐居由美、2012）、「グループホームに暮らすアルツハイマー型認知症高齢者の"Comfort"の意味：世界と自己をつなぎ続けること[*3]」（千吉良綾子、2012）でした。さらに、「認知症の人から見える世界[*4]」（阿保順子、2011）も取り上げました。同じく文献として取り上げた、認知症の母親の介護体験を描いた『ペコロスの母に会いに行く』（岡野雄一著、西日本新聞社）も興味深いものでした。

委員会ではその後、認知症高齢者ケアの実践家たちにプレゼンテーションを依頼し、日常の場面で遭遇する「状況」を考察することにしました。このディスカッションはわれわれを興奮させるものでした。

今回、本書をまとめるに当たって、川嶋みどり先生に「認知症高齢者ケアの哲学

――ワンセットケアへの道筋」を書き下ろしていただき、あらためて「安楽」と「尊厳」を根底に置いた生活行動への支援と、高齢者の文化や習慣に配慮した個別性の視点の重要性を再確認いたしました。

認知症高齢者グループホームで、地域の「かかりつけナース」として活躍している堀内園子さんの実践報告は人間愛に溢れていました。委員会メンバーとの意見交換は多方面に広がり刺激的でした。こうした成果を凝縮して一冊の本にまとめ、読者にお届けいたします。

ケアを提供する側の世界を飛び出して、認知症高齢者の世界に入り込んでいただくことができれば幸いです。

二〇一五年六月

日本赤十字看護学会 第2期・第3期 臨床看護実践開発事業委員会 委員長

井部 俊子

【文献／注】

＊1　うつ病（Depression）、せん妄（Delirium）、認知症（Dementia）の症状をもつ入院患者を支援するチーム。

＊2　本城由美：一般病棟熟練看護師による安楽な看護のプロセス．聖路加看護大学大学院看護学研究科博士論文．2012．

＊3　千吉良綾子：グループホームに暮らすアルツハイマー型認知症高齢者の“Comfort”の意味：世界と自己をつなぎ続けること．聖路加看護大学大学院看護学研究科修士論文．2012．

＊4　阿保順子：認知症の人から見える世界．日本保健福祉学会誌．2011；17(2)：1-9．

もくじ

2章 「うちに帰りたい」

3章 「ごはん、いりません」「ごはん、まだいただいていません」

4章 「トイレに行きたい」

＊本書の事例に登場する人物はすべて仮名であり、プライバシーが特定できないよう改変を加えております。

序章

認知症高齢者ケアの哲学

ワンセットケアへの道筋

はじめに

認知症高齢者へのアプローチを検討した経緯

もう10年以上前のことになりますが、一般病棟に認知症の高齢者が入院することが度々あり、看護師が高齢患者の不穏やせん妄に当惑する場面が少なくないことが話題に上りました。人口の高齢化に伴って急性期病棟でも高齢者の比率が高まってきており、入院や手術などによる環境の変化が不穏やせん妄の誘因となる場合も少なくありませんでした。そして、「わたしは老年看護の専門ではないので」とか「認知症の認定看護師ではないから」という前置きの後に、「どう対応してよいか分からない」と続ける看護師の声が顕在化しつつありました。

確かに、ＤＰＣの導入等により在院期間が短縮する中、高齢者の不穏やせん妄など入院理由以外の症状の出現に加えて、看護の人手不足の影響もあり、看護師の多忙感、大変感は募る一方でした。

そこで、日本赤十字看護学会臨床看護実践開発事業委員会は、現場の看護師がどのようなことを困難と認識し、どのように対応しているかを知るための調査[*1]を行いました。全国の急性期病院に勤務する看護師長200人に質問紙を配付し、148人（回収率78％）の回答を得ました。それによると、看護師が困難と感じていることは、不穏状態そのものというより、その結果生じるインシデント（カテーテルや点滴の自己抜去、転倒・転落、離棟・離院等）であることが分かり、それらの対応を看護師だけでは処理しきれない現実が明らかになりました。

一方、専門の看護師の存在やチームアプローチにより、不穏症状の緩和が図れたり、発症そのものを防いだりできることも明らかとなりました。つまり、この調査によって、不穏症状を呈する高齢者すべてが必ずしも認知症ではなく、対応如何によっては症状緩和や予防も可能であることが示唆されました。

本委員会ではこのような問題意識を共有した上で、今後増加の一途をたどるであろう認知症高齢者へのアプローチに関して、委員らの共同学習を委員会活動の中に位置づけることにしました。委員の中には精神看護専門看護師もいましたし、時には認知症看護認定看護師を招き、あるいはグループホームで日夜、認知症高齢者と向き合っている看護師らのリアルなお話を聞きながら、ほぼ毎月、委員会活動を続けてきました。

多岐に及んだ討論の中で、看護師らが口にするのは「これまで病名の如何や病状の重篤さにかかわらず、自分の知識や能力を発揮して対応できているのに、なぜ、認知症の高齢者に対しては特別の感情を持ったり、対応への戸惑いを感じるのか」という疑問でした。こうして、毎年開催される学術集会の交流セッションで学習の成果に基づくプレゼンテーションを行い、参加者とともに実態の把握と困難の所在などの問題の共有を図ってきました。その結果を本学会はもちろん、広く看護界にも還元していこうということになって今日に至っています。

認知症のワンセットケア

ワンセットケアとは何か

日本人の平均寿命は男女ともに世界トップ水準にあり、厚労省の推計によると、65歳以上の高齢者のうち15％が認知症を発症しており、2012年時点で約462万人に上るといわれ、軽度認知障害の高齢者も約400万人と推定されています。[*2] その影響はすでに病院、施設、在宅の別なく現れていて、日常の看護や介護上の重要課題になっています。何しろ認知症症状は極めて多彩で、その高齢者の個別の背景や環境によっても一様ではないためアプローチが難しく、医薬による治療にも限界があり、普遍的なケアが確立していません。そのために家族の疲弊や専門職者の困難感も著しく、社会問題化しているといえます。

そこで本委員会は、原因や病態にかかわらず、認知症症状を伴った高齢者に対して、複数のケアを組み合わせて行う「ワンセットケア」を確立し、これを普及しようということになりました。

ワンセットケアとは、ひと言で言えば、個々の独立したケアを目的に応じて組み合わせたケアの技法です。これまでワンセットケアが一定の効果を上げている例として、遷延性意識障害患者へのアプローチがあります。意識レベルが低下して自分で寝返りができないために起こしやすい種々の廃用症候群を防ぐために、臨床で看護師たちが編み出した方法の1つです。

例えば、上気道感染を防ぐワンセットケアとしては、①吸引、②ネブライザー、③体位変換、④スクーイジング、⑤吸引など、いくつかの行為を組み合わせて、日勤・夜勤のシフトを問わず3時間ごとに行います。これを行う順序は、臨床的な反復実践によって得られた患者の反応によって確かめられ、技術化されています。

キーワードは「尊厳」と「安楽」

では、認知症高齢者の場合のワンセットケアとは、どのようなケアの組み合わせを行えばよいのでしょうか。認知症の場合には、上記のような身体への直接ケアの組み合わせではなく、根底の「哲学の共有」がまず必要ではないかと思われます。つまり、どんな症状であっても、認知症高齢者に向き合うときに決して忘れてはならない看護師の姿勢を支える根本理念です。

それは、認知症の中核症状といわれる諸症状をはじめ、いわゆる周辺症状などへの対応策の遅れとも無関係ではありませんが、認知症高齢者の各種の反応に対する看護師のアプローチの実例などから生まれました。キーワードは「尊厳」と「安楽」です。認知症高齢者のワンセットケアは、この2つの概念を具体化する有用なケアの組み合わせであると言えましょう。

では、「尊厳」と「安楽」のそれぞれの具体化のプロセスを考えてみましょう。

認知症高齢者の「尊厳」を尊重するということ

認知症に限ったことではありませんが、医療の高度化と効率性重視により、昨今の医療現場は患者の尊厳が軽視される場面が少なくありません。ある認定看護師研修コースでは、自己の職場を振り返って「患者や家族の立場から見て望ましいとはいえない事例」の提出を求め、それをもとに討議しました。研修生たちの所属施設はさまざまですが、そこで共通して語り合われたのは「医療安全の名のもとに患者の尊厳が脅かされている」という事実でした。しかも、その多くが高齢患者でした。

ここで改めて、この人間の尊厳について考え、認知症ケアのキーワードとして、なぜこのことが重要であるかをしばし考えてみましょう。

生命の尊厳について

脳生理学者の時実[*3]は、「人類の将来の繁栄は、お互いがいのちを愛惜することに究極の足場がある」と述べながら、しかし「いのちをただ愛おしむというのではなく、お互いに手をとりあって、お互いのいのちを尊び合うこと」が生命の尊厳であるとし、そのためには積極的な心構えが必要であると述べています。「看護者の倫理綱領[*4]」には、「人々は、人間としての尊厳を維持し、健康で幸福であることを願っている。看護は、このような人間の普遍的なニーズに応え、人々の健康な生活の実現に貢献することを使命としている」とあります。生命の尊厳、人間としての尊厳を保ってケアをすることは看護実践の第一の条件であることがそこに読み取れます。

つまり、「尊厳」という抽象的な概念を実際のケアの場面に生かすということは、看護の受け手がどのような状態であれ、「人間らしく、ごく普通の日常的な営みを自分らしく送ることができて生きていることに向かって支援する」ことです。

認知症高齢者の尊厳とケア

「人間らしく」「ごく普通の日常的な営み」といえば、個体レベルの生活行動が頭に浮かびます。それは、「息をする、食べる、トイレに行く、体をきれいにする、眠る」など生命の維持に関連する営みと、人間らしさを保障する上で欠かせない「身だしなみを整える、コミュニケーションを図る、諸動作を行い移動する、学習を行う、趣味やリラクセーション」などが当たります。これらの営みは、幼い頃から習慣として身についたやり方で各自が日常的に行っていますが、認知症高齢者の場合には、それらが部分的にできなくなったり、指摘されると拒否したり、まったく思いがけない変わった方法で行ったりするということが現れてきます。

尊厳の保持と誇りや自尊心を守ること

したがって、認知症高齢者の尊厳を保ったケアには二重の意味があります。まず、人間としてのごく普通の営みが支障なく行えるように支援をすることによる「尊厳の保持」です。次に、その言動が周囲の者の予測や理解を超えたものであっても、まずはありのまま受け入れ、「認知症高齢者の誇りや自尊心を傷つけないこと」です。支援者から見たら理解できない行動であっても、当事者にとっては意味がある場合がほとんどなのです。尊厳あるケアの実践には、その高齢者にしっかり向き合って、その人の思いに近づく努力と想像力が求められます。

認知症高齢者の安楽とは

安楽という概念は、看護技術を支える大きな柱の1つです。一般に「安楽（Comfort）

とは、身体的にも精神的にも苦痛、不満のない満足した状態」[*5]で、看護の原則であり目的であると理解されています。また、看護の大きな目標である苦痛の緩和を図ることと関連しています。しかし、「安楽を図る」とか「安楽をめざす」という使われ方がされるときは、安楽という固定した状態があるかのように受け止められがちです。このことに気づいた筆者は、看護の技術化をめざして集団学習を重ねる過程で、安全・安楽という概念を拡大して、その流動的変化を包含して「安全性」「安楽性」と表現しています。

つまり、安全性とは、単に事故を防ぐという意味ではなく「人間の生命を維持する」という意味です。したがって、認知症であっても、最後までその方の生命の可能性を見捨てないということになります。

また、安楽性とは、苦痛や不安がないことに加えて「人間らしく生きる」という拡大した意味において用いています。これは、前出の「人間の尊厳を保つ」という意味とも重なるものです。そしてこの安全性と安楽性は常に並行していて、より安全性の重視される場合でも、そのプロセスは安楽性が求められ、安楽性をめざした技術の場合には、根底の安全性が守られなければなりません。これは筆者の論ではありますが、看護独自の考え方に拠っています。[*6]

安楽の概念

看護で用いる安楽の概念は諸説がありますが、まず思い浮かぶのはナイチンゲール「看護覚え書」の次の記述です。「皮膚を丁寧に洗ってもらい、すっかり拭ってもらったあとの病人が解放感と安らぎとに満たされている様子は、病床ではよく見かける日常の光景である。しかし、そのとき病人にもたらされたものは単なる解放感や安らぎだけではないということを忘れてはならない。事実、その解放感や安らぎは、生命力を圧迫していた何ものかが取り除かれて、生命力が解き放たれた、まさにその徴候のひとつである」[*7]。この数行の記述をとおして、前述した安全性と安楽性の関係が浮き彫りになってくるのが分かります。

また、明治の先達である大関和は、安楽という言葉を用いてはいませんが、「患者に与える心身の平和は快癒を促す第一の看病法」[*8]と述べています。これは、心身の安楽による副交感神経優位の状態は、免疫細胞の活性化に通じて自然治癒力を引き出すという、現代の神経生理学的な根拠にも合致するもので、看護本来のありようをこの時代に断言されていることに驚きます。

ベナーは、「安楽とは、落ち着かせたり慰めたりするだけでなく、力づけたり、勇気づけたりすることでもある」[*9]と言い、インタビューや観察を通して「整容、洗髪、姿勢保持、関節可動域運動、背部マッサージなど、日常の身体的ケアによる安楽の方法の実例が多く得られるが、看護師はしばしばこのような日常業務である身体的ケアを取るに取らないこととして省いてしまう」[*9]と述べています。リディア・ホールもまた「清拭する、食べさせる、用便させる、着せる、脱がせる、体位を定める、移動させるなどは、看護師が健康的な環境を保持することとともに身体的熟練ケアの領域に包含していた安楽のケア」を、「医師の仕事がどんどん委譲されてくるにつれて看護師はそれを手離さなければならなかった」[*10]と1960年当時のアメリカの実情を述べているように、両者ともこの安楽のケアを看護師が手離していることを指摘しています。

また、筆者は自著のなかで「看護の受け手がどのような状態の時に、客観的に『安楽のようだ』といえるかについては未だ研究途上であるが、仮説的な要素として『変化』『段階と持続』が含まれている。安楽性という概念は流動的で相対的であり、苦痛や不安や疼痛などを全く感じない状態ではない[*11]」と述べました。このように、看護における安楽は、〝快〟とか〝気持ちよい〟という言葉では表現できない場合があります。

安楽を図る方法

医療事故の多発により、リスクマネジメントの考え方が普及して、医療安全文化が医療施設に浸透しています。患者の生命の安全はもとより、病状の悪化や進行に影響しかねないリスクを防ぐことの意味は、高齢者比率の高まりとともにいっそう重要になっています。

しかし、その一方で、看護本来の安楽を図るケアがおろそかになっていることはないでしょうか。病気や手術、高齢や障害などによって、幼い頃から身についた習慣的な生活行動が行えないことは、病気本来の症状以上に苦痛があるといえます。

苦痛の緩和に焦点を絞ると、医療における緩和方法は鎮痛薬や麻酔をはじめ、それ自体が侵襲性を伴う手段で行われるのに対して、看護の場合には全く別の方法で安楽を図ります。

8つの主要な安楽ケア[*12]

・安楽の源として身体ケアを行うこと
・邪魔にならないようにしながら適度な刺激や気分転換、休養を提供する
・先端医療の環境を和らげる
・人間関係やつながりによって安楽にする
・出しゃばらずに応じること
・鎮痛薬や鎮静薬の使用と安楽の方法との倫理的な緊張を調和させること
・痛みを伴う処置の影響を抑えること
・日々の日課や習慣が安楽をもたらすこと

この中に、認知症高齢者の安楽を図る方法へのヒントが見出せます。ただし、安全

に比べると、安楽な状態というのは主観的な印象が強く、誰もが納得する客観的評価の方法は今後の課題でもあります。とりわけ、自己の状態を正しく表出することが難しい認知症高齢者の場合には、看護師や介護士がその高齢者の体験している事象に関して注意を集中しながら、その高齢者の目線や思いにできるだけ近づく努力が必要でしょう。

認知症高齢者が体験している世界

私たち健常者は、外界からの複雑な情報を適宜取捨選択しながら、快適さを維持していますが、認知症の場合には、そうした多重性をもった情報の処理ができません。認知症高齢者にとっての世界は、「肌を境とした外側」という風に考えています。なぜなら、認知症の症状が進むと、自分と自分以外の人や環境を分けている境界線というものが少しずつ破れていき、自分のことと、自分以外のことが区別できなくなるからです。さらに進行すると、外の世界に自分の内部が占領されてしまいます。そのため、外界からの複雑な情報、例えば皮膚への直接的な接触（更衣、移動、入浴など）をはじめ、自分を取り巻く外界からの刺激の識別や選択ができなくなるのです。

一つの行動を起こすたびに、それまで自分が体験していた世界が切り離された感覚をもってしまい、「今どこにいるのか」「何をしようとしているのか、いたのか」の判断がつかず、混乱してしまう場合もあります。

こうした記憶障害や見当識障害などの中核症状のある認知症高齢者の言動は、しばしば看護師や介護者を悩ませます。また、周辺症状（ＢＰＳＤ：Behavioral and Psychological Symptoms of Dementia）という、その人の性格や環境が作用した複数の症状が重複して表れたりすると、いっそう対応が困難になる場合もあります。

本委員会では、それらの症状に深入りせずに、次のような言動で看護師を悩ませる認知症高齢者が体験している世界のほうへ近づくための検討を行いました。それは、認知症高齢者のケアの途上でよく出会う場面です。「お風呂に入りたくありません」と入浴を嫌がる、「うちに帰りたい」と帰宅願望が強い、「ごはん、いりません」「ごはん、まだいただいていません」や「トイレに行きたい」と頻繁に訴える認知症高齢者です。

具体的なケア場面で遭遇する事例をとおして、その高齢者の思いや行動にフォーカスを当て、そのとき、その人に何が起きたのかを類推しようとする試みはとても興味があることでした。同じ言葉や行動で表出している場合でも、理由にはそれぞれ個別性があるので、一人ひとりに集中して、否定せずにしっかり聴くことの大切さを学びました。

おわりに

この6年間の本委員会活動では、認知症高齢者が発しているメッセージを理解するために、その人の中で何が起きているのかを想像し、その人の世界にできるだけ接近して見る方法を取り上げて、学習を続けてきました。前出の「認知症高齢者へのワンセットケア」を構成する要素は「尊厳」と「安楽」を根底にした生活行動面のケアの組み合わせであり、その場合、その高齢者の文化や習慣など、個別性に配慮した支援が大切であることを確認してきました。

認知症高齢者への有用なワンセットケアを普及するには、今後なお検討しなければならない問題が多くありますが、このような検討を重ねているうちに、認知症高齢者への親しみと看護への興味がそれぞれの委員の間で高まってきました。

「結局のところ、認知症のケアは、その考え方も行動も自分が試されているのだ」ということが分かってきたと感じます。

（川嶋みどり）

【文献】

＊1 倉岡有美子、井部俊子、他：急性期病院における高齢者の不穏状態と看護師の困難感．日本赤十字看護学会誌．２０１４；14(1)：27―32．

＊2 朝田隆：都市部における認知症有病率と認知症の生活機能障害への対応．厚生労働科学研究費補助金 認知症対策総合研究事業．平成23年度～平成24年度総合研究報告書．２０１３．

＊3 時実利彦：生命の尊厳を求めて．みすず書房；１９８２．p．85．

＊4 日本看護協会：看護者の倫理綱領．２００３．

＊5　吉田時子：基礎看護．メヂカルフレンド社：1954．
＊6　川島みどり：臨床における安全性と安楽性．臨床看護：12（9）：1302—1307．
＊7　F．ナイチンゲール著、湯槇ます、他訳：看護覚え書　改定第7版．現代社：2011．p．159—160．
＊8　大関和：覆刻版　実地看護法　5．医学書院：1974．
＊9　パトリシア　ベナー、他著、井上智子監訳：ベナー　看護ケアの臨床知　行動しつつ考えること．医学書院：2005．p．334．
＊10　リディア・ホール：看護ケアとその本質についてのもう1つの見解．（Genrose.J.Alfano 他：看護とリハビリテーションのためのローブセンター．看護の科学社：1984．p．14—28）
＊11　川島みどり：生活行動援助の技術第3版　ありふれた営みを援助する専門性．看護の科学社：2014．p．12—24．
＊12　前掲書9．p．333—334．

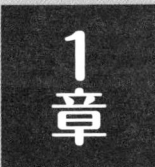

1章

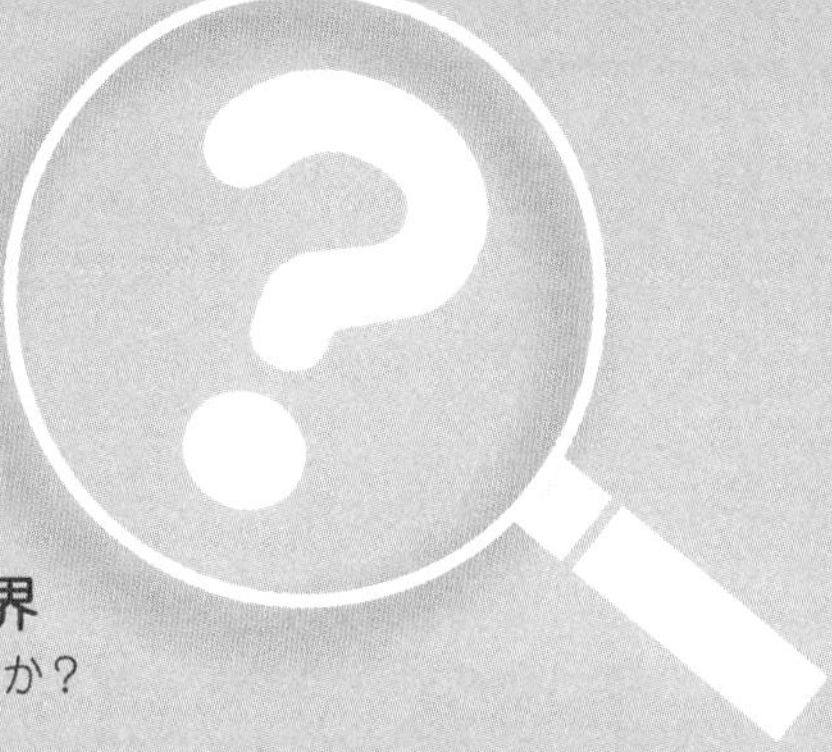

認知症高齢者の世界
―― 何が起こっているのか？

「お風呂は、はいりません」

お風呂を嫌がる3つの流儀

わたしは認知症高齢者グループホームとデイサロンの看護師として、また、地域の「かかりつけナース」[*1]として認知症高齢者の方と出会い、認知症ケアに携わる仲間とケアについて語り合っています。そうした中、お風呂を嫌がる認知症の人々と接しているうちに、いくつかの「お断りの流儀」があることを発見しました。今回は代表的な3つの流儀を紹介し、その方々の世界について、どのように推測し、ケアにつなげたかを紹介します。

【流儀 その1】きっぱり型お断り

明確な意思表示で断ってくる

玉川さんは実に潔く、明確に「お風呂は結構です。毎日入っていますから、わたしは入りません」など、言葉と態度で示されます。あまりに明確な意思表示をされるので、こちらも「誘ってすみません」と謝ってしまいそうになります。

この方の流儀は、相手にしっかり「嫌だ」という意思を示し、多くの場合、「毎日お風呂は入っている」「風邪っぽい」など、自分なりの明確な理由も示します。

しかし、実際は1カ月以上お風呂に入っておらず、うっすらにおいがしています。わたしたちを困らせようとしているわけでなく、本当に毎日入っていると思っており、時には、熱心に誘うこちらに気を使って理由を必死で考えてくれている場合もあります。

玉川さんは、日本髪のかつらを着けていて、認知症が現れる前は、お風呂でかつらを外し、髪を洗い、人前に出るときにはかつらを着けるという生活を送っていました。認知症が現れてからはかつらを取ることはせず、「お風呂は結構です！　髪が乱れますので」と断り続けます。かつらについては「この髪はわたしの地毛です」と話します。寝ても起きても、毎日かつらをかぶっていますので、お風呂に入らなくとも髪は乱れ、少しずつ位置もずれていますが、気にしている様子はありません。

本来、お風呂が嫌いな方ではなかったようなのですが、どうしてお風呂を断るのかは謎に包まれていました。

「かつらを取ることは、〝地毛を取る〟ことなんです」

「かつらは玉川さんの一部」となっており、「わたしの象徴」となっているかのようです。かつらを脱がせることは、玉川さん自身を壊してしまうことにつながります。玉川さんがかつらに頼らなくても、自分を保てるようにすることが先決です。

わたしたちはまず生活の中で玉川さんが過ごす場所、関わる人が安心で心地よいも

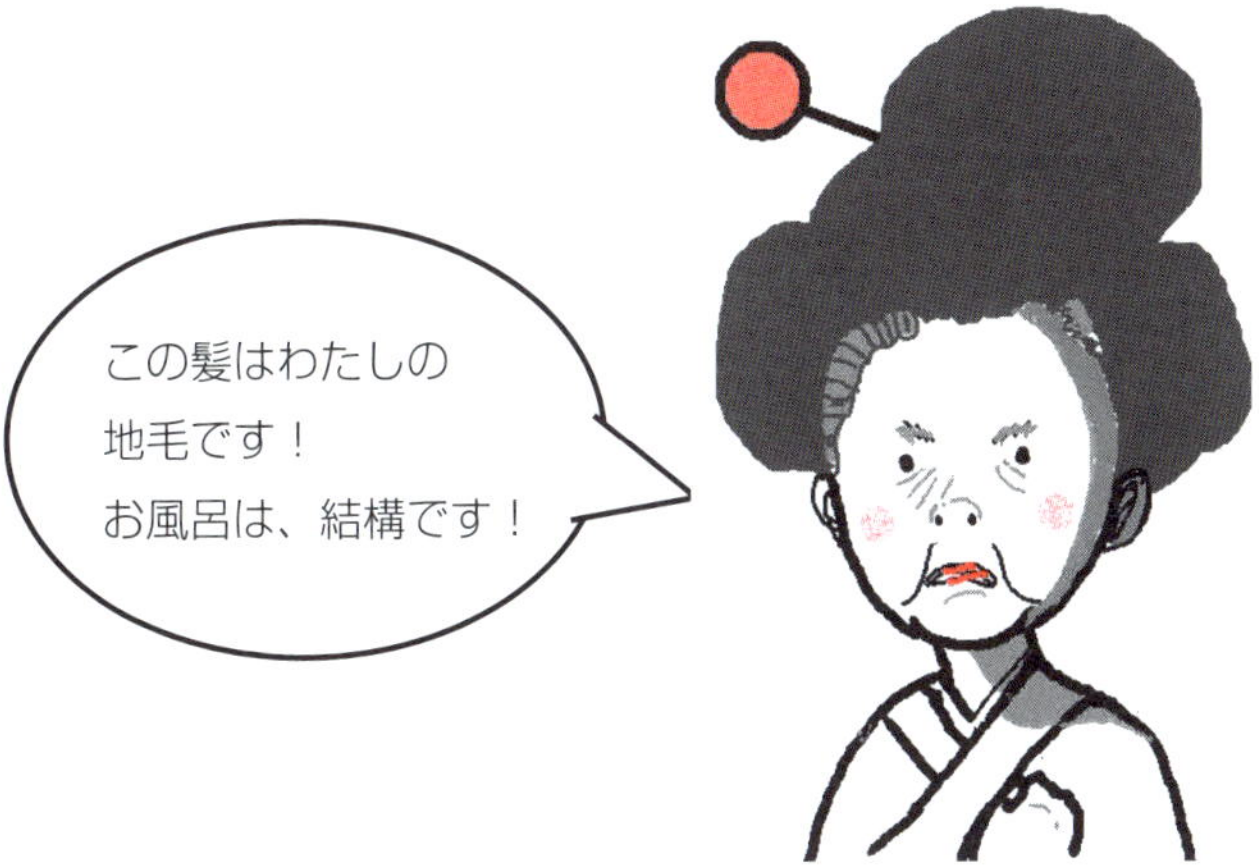
この髪はわたしの
地毛です！
お風呂は、結構です！

のになるようケアを始めました。玉川さんの魅力的なところや持っている力を探し（鉱脈を見つけ）、それが生かせる機会をつくりました。ちなみに、玉川さんは小唄と書道という特技を持っているので、それを取り掛かりとしたのです。

その間にも、タイミングを見計らって入浴に誘い続けました。玉川さんの好きな香りのせっけんや入浴剤、手触りのいいタオルを準備したり、さりげなくお風呂の前を通ってお風呂場を見てもらったり……。

そうしたことを積み重ねているうちに、ある日、玉川さんがかつらを脱いでリビングに出てきたのです。ごく普通の表情で、恥ずかしいとか無理をしているという感じはありません。お風呂に誘うと「入りましょう」とすんなり。あまりにもあっさりしているので、拍子抜けしてしまうくらいでした。

【流儀 その2】笑顔でやんわり型お断り

●「大丈夫ですよ」と笑顔で断ってくる

出会ったときの藤居さんは、髪を肩まで伸ばし、三つ編みをしていました。

藤居さんは自宅で娘夫婦と暮らしています。花作りが好きで、庭には色とりどりの花が咲いています。孫たちは「おばあちゃん、髪がべとべとしているよ。お風呂入りなよ」と言い、娘も「お母さん、お風呂入って」と声を掛けます。

でも「いいよ。先にあんたたち若い人がお風呂に入りなさい。わたしは大丈夫」と優しく言って、そのまま眠ってしまいます。下着の交換もままならず、娘さんは「病気にでもなったらどうしよう」と心配しています。訪問したスタッフにも「まあ、まあ。わざわざ来ていただいて……」とにこやかに対応してくれるのですが、問題のお風呂については「いつもお風呂はいただいていますので……。大丈夫です」とほほ笑みつつ、一向に入浴行動に結び付かないというものです。

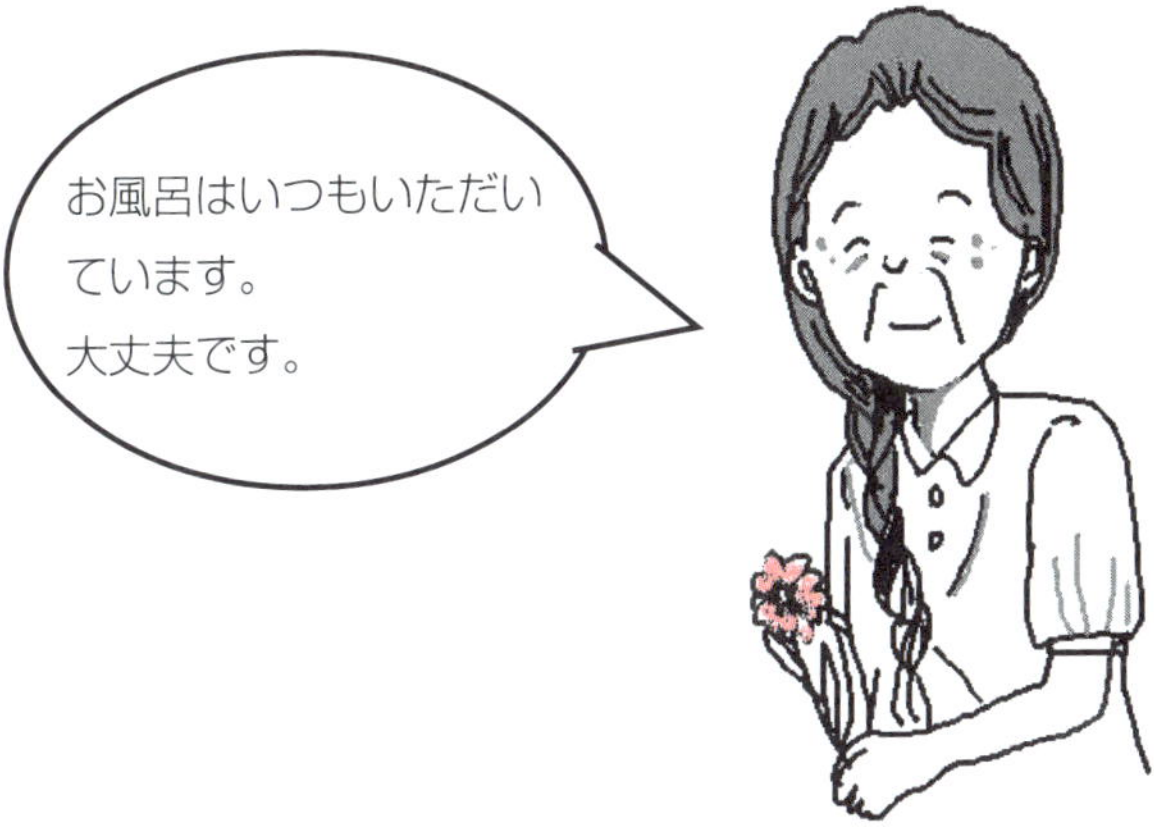
お風呂はいつもいただいています。
大丈夫です。

●「髪が長くて、洗うのが大変」

藤居さんは笑顔で答えていますが、応ずる気配はありません。全てにおいて決めぜりふは「大丈夫です」。実はその言葉は、大丈夫でなくなってきている自分に対する言葉でもあるようです。頼りたいけれど頼れる人のいない藤居さんは、「大丈夫」と笑顔で応じることで、自分を勇気づけているのかもしれません。

定期的に藤居さん宅を訪問し、藤居さんの育てる花の話を聴きました。訪問を重ねるうちに、藤居さんは花の苗の育て方のほかに、「物忘れ」に関する不安や日中一人でいることの寂しさも語ってくれるようになりました。

その中で「わたしお風呂も温泉も大好きなのよ」と話し始め、「髪がこんなに長いでしょ。洗うのが大変で……。洗った後も髪を乾かすのが一仕事。それだけでくたくたになるの」と言いました。

そこで思い切って「じゃあ、少し髪を短くするのは駄目ですか」と切り出しました。藤居さんは「そうねえ。こんなに長いんだものね。黒髪は女の命なんて言って伸ばしてきたけど。短くても似合うかしら」と聞くので「お似合いになると思いますよ」と答えました。美容院には娘が同行し、実に半年ぶりに髪を洗い、カットしました。美容院でのシャンプーはきっと気持ちよかったのでしょう。これを機に、藤居さんはデイケアに通うようになり、家でもお風呂に入るようになりました。

美容院でのシャンプーの心地よさが入浴への直接のきっかけになりましたが、「美容院に行こう」という気持ちになるまでの働き掛けが重要であったと感じます。

【流儀 その3】体当たり、乱闘型お断り

大暴れで断ってくる

言語的コミュニケーションが困難になっていた、90歳代半ばの山辺さん。グループホームに入居当初は、ソファの隅に座り、険しい表情でぼそぼそと独り言を繰り返していました。

若いころはおとなしい性格だったそうですが、認知症が現れてから、「クソッタレ」「このバカ野郎！」と周りがびっくりするような言葉が飛び出すようになりました。お風呂の時間になると、「このクソッタレどもめ！」「くそばばぁ」と言いながら手を振り上げます。

山辺さんは、浴槽に入るまではアグレッシブですが、いったん湯船につかると、静かにゆったりと入っていて、「あの騒ぎは一体なんだったのだ」と思ってしまうほど

穏やかになります。

何をされるのか分からない不安・恐怖と、身体的不調

グループホームに入居するまで一人暮らしで、人との交流もほとんどなかった山辺さんにとって、人と関わること、空間に自分以外の人がいることだけでも、かなりの脅威となっていたようです。

あまりに激しい様子に、スタッフ2人が付き添い、認知症外来を受診しました。脳のCTを撮ると、山辺さんの側頭葉は言語野が著明に萎縮しており、言葉の理解に大きな障害を抱えていることが分かりました。また、認知症症状が現れてから5年間、訪問サービスを利用しつつも、食事や水分をとったりとらなかったりする生活をしていたそうです。血液検査の結果によると、低栄養、電解質バランスの乱れ、腎機能障害が現れ、便秘による腹満も見られました。

山辺さんがアクセル全開で示す激しい抵抗には、何をされるのか分からない不安・恐怖と、身体的不調が重なっていると考えられました。わたしたちは玉川さん、藤居

さんのときと同様に、お互いを徐々に知り、持っている力、魅力を掘り当てる関わりを行い、身体的不調の改善に努めました。薬についても医師と相談しました。グループホームの様子を医師に伝え、アリセプトからメマリーへ薬が変わりました。

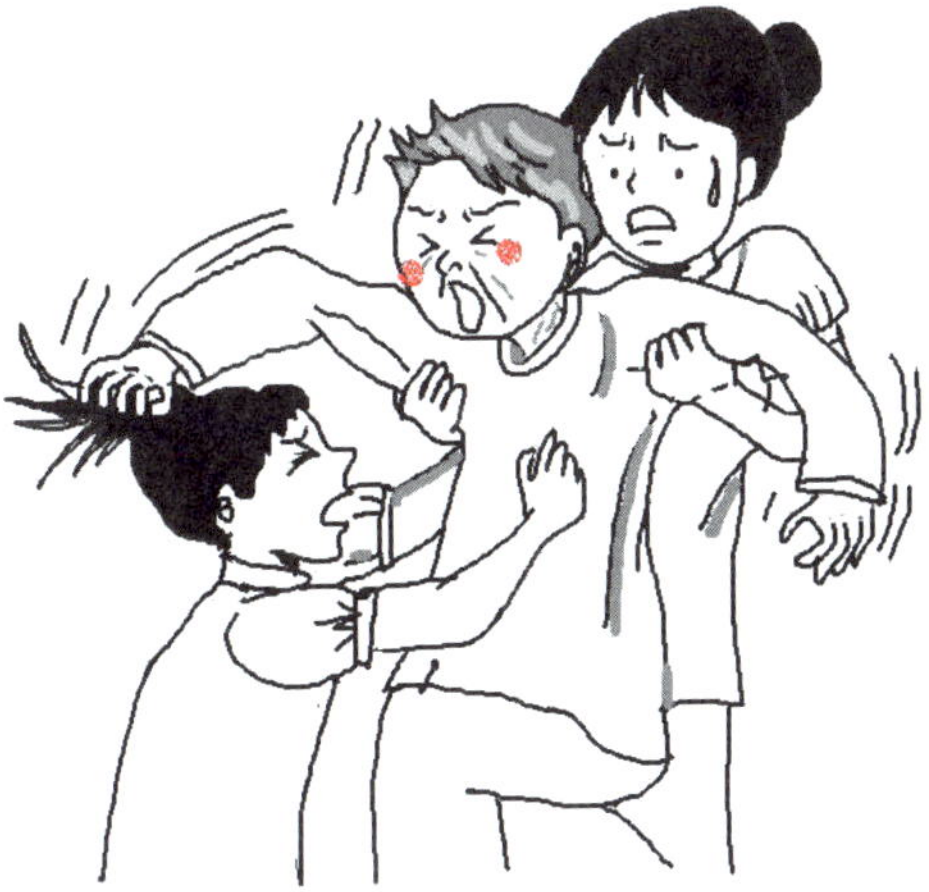

入浴に関しては、誘うタイミング、誘[*2]う言葉の吟味、声を掛けるときの看護者・介護者の角度をいろいろと工夫し、山辺さんの状態に応じて、視野に入るようにしたり、表情がよく見える位置にしたりしました。

また、言葉を多用すると山辺さんが混乱するようでしたので、お風呂のときには「ババンババンバンバン♪」などと歌いながら誘導しました。そうした関わりを続け、3カ月経過したころから、表情の険しさが消え始め、今では入浴の際に「ありがとう」と繰り返し、ほほ笑むようになりました。グループホームの入居者同士で「山辺さんは、まるで仏様のよう」と言うほどです。
山辺さんと格闘を重ねたグループホームの勇者（ケアスタッフ）も、「まるで別人」とその変化に驚いています。

不安や恐れを緩和するケア

認知症高齢者は、記憶力・判断力の低下や見当識障害が少しずつ進むことによって、「お風呂に入る」とは何をすることなのか・何をされることなのかが瞬時に理解できなかったり、スムーズにやり遂げられるか分からないことによる不安が強くなることが、お風呂を拒む引き金になっていると考えられます。

不安の木は、幹から枝葉が次から次へと出てきて、生活を支配してしまいます。そうならば、不安の木の枝葉をなるべく茂らせないようにすることが重要です。

「いかにお風呂に入ってもらうか」からスタートするのではなく、「入浴への不安をいかに取り除くのか」「どんな不安を持っているのか。どうすれば安心できるのか」

を軸に考えていきました。入浴の工夫は認知症の原因疾患や進行度によっても異なり、今後、より系統立った見方や方法論が検討され、ケアが提案されると思います。

わたしが出会った人々へのケアで共通するのは、認知症の人の「嫌だ」という意思表示に潜む不安や恐れを緩和し、身体の苦痛を取り除くことです。また、認知症の人とケアする人との間に、心地よさを感じられるような日々を積み重ねることです。

謎は多いですが、その謎に果敢に挑むことで、より良いケアが生まれると信じています。

（堀内園子）

【注】

＊1　ヘルスアセスメントをしながら健康相談に乗ったり、受診に付き添って医師にこれまでの症状を説明したり、その人に合ったケアを他職種や各種サービス担当者と検討する活動を行う看護師。

＊2　「お風呂」よりも「銭湯」「温泉」という言葉の方が、認知症高齢者には通じるときもあり、「銭湯」という名称を使うより「体を温めに行きましょう」とお風呂に入る目的を表現した方がいい場合もあります。

患者さんの困り事は何だろう？

わたしは病床数634床、平均在院日数11日の急性期の総合病院に勤務しています。当院では入院患者全体の約30％が後期高齢者であり、認知症症状が見られる患者さんも多いのが現状です。

身体の不調に加え、今までの生活と異なる「入院」という体験が患者さんに及ぼす影響は計り知れないと、危機感を持っています。

身体的な不調はないか

バイタルサインを見逃さない

「身体の○○が、△△（いつ）から、□□（どんな風に）痛い」と、患者さんが伝えてくれたら「では、このようにしてみたらどうだろう」とアセスメントができます。

しかし、認知症の患者さんは、身体的な不調に加え、今自分がいる環境が分からず戸惑い「そわそわする」「大声を出す」など、患者さんの思いが伝わりにくいコミュニケーションをとることもあります。お風呂に入るという行為以前に、患者さんの身体に不調がないか、全身を見て・触って・聴いて確認することが重要になります。

また、認知症の患者さんがトイレに入っているからといって、排便や排尿をしているとは限りません。便秘でおなかが張っていないかなども確認しましょう。

●お風呂上がりのケアもしっかりと

お風呂に入った後、しっかり保湿することも大事です。認知症の人がお風呂を嫌がるのは「お風呂は好きだけど、後で身体がかゆくなるから嫌」という場合もあります。「お風呂は嫌」と言う患者さんに、「何が起こっているのだろう」「何か見落としていることはないだろうか」と、常にアセスメントしながら関わっていきましょう。

恥ずかしさは誰でも同じ

「恥ずかしい」という感情は、何歳になっても同じです。自宅では一人で入浴していたのであれば、いくら相手が医療者であっても、自分の裸を見られることに戸惑います。介助者が医療者かどうか分からない場合は、「知らない人に裸を見られる」ことに恐怖を抱くかもしれません。

●患者さんの生活史を丁寧に聞く

患者さんのその人らしさを理解するために、入院する前の生活史を丁寧に聞くことが大事です。家族の介助で一緒に入浴していたのであれば、その人の協力を得ながら行います。無理強いするのではなく、まず信頼関係を築くことから始めましょう。

お年寄りが感じる怖さはさまざま

突然の入院という環境の変化で、患者さんの安心感が崩れ、知らない環境、知らない人への怖さや不安がいっぱいです。例えば、自宅で入浴中に転んだ経験や、病院で初めて入浴したときに、転びそうになった体験はないでしょうか。

●初回の入浴は慎重に、丁寧に

病院で初めて入浴するときには、特に怖い体験をしないよう慎重に関わることが重要です。一度怖い体験をすると、それ以降「入りたくない」という思いになることもあります。更衣する場所をよく確認して、滑らない工夫、すぐにつかめる手すりがあるなど、患者さんの安心感を補助できる環境が必要です。

また、密室という環境で、しかも全裸の状態で「もし何かあったらどうしよう……」という怖さが先に立ち、お風呂に入ることができない場合もあります。洗い場の入り口に看護師が居て、「ここに居るから大丈夫ですよ」と話し、何かあっても誰かがそばにいる安心感を伝えるのも一つでしょう。

分からないから不安になる

わたし、何をしていましたっけ

認知症には、今までできていたことができなくなる、さっきまで分かっていたことが数分後に分からなくなるという症状があります。「お風呂の準備をしておいてください」と言われて準備していたのに、途中で「なぜタオルを持ってきているのか」が分からなくなることもあります。患者さんと一緒に準備することで、患者さんが体験する分からなさ、不安を軽減することが重要です。

お風呂って、何でしたっけ

「お風呂」という言葉自体が分からなくなることもあります。そのときは、洗面器やタオルを見せたり、直接浴室を見てもらうことで理解される場合もあります。普段、どのような言葉掛けで入浴していたのか、あらかじめ家族に確認しておくといいかもしれません。

自分の常識は相手の非常識

今までさまざまなことを書きましたが、大事なことは「自分の常識は相手の非常識かもしれない」ということを忘れないことです。お風呂の温度一つとっても、自分にとっての適温がその人の適温とは限りません。「お風呂の温度が低いから風邪をひいちゃう」と、入浴を嫌がる患者さんもいました。

身体を洗う順番も人それぞれで、これも大事な習慣です。シャンプーではなく、せっけんで洗髪する人もいます。常に患者さんから教わる気持ちで、その人に合った洗い方、強さ、スピードを心掛けたいものです。

事例から見るケアのポイント

田中さんは60歳代後半の女性で、認知症があります。体重が減少し、大腸がんの疑いで入院されました。入院後、何度か入浴を勧めたものの「いいえ、入らなくていいです」と丁寧に断られ、1週間経ってしまったとの相談が、病棟看護師からありました。

信頼関係の構築

まずは信頼関係を構築する必要があると考え、田中さんとじっくり話してみることにしました。病室では、夫がベッドサイドに座り、田中さんはベッドに横になって静かに過ごしています。あいさつと自己紹介をすると、笑顔で迎え入れてくれました。わたしは、「田中さんの困り事を伺いに来ました」と伝えたところ、田中さんは「困っていることはないわ」「痛くもないわよ」「よく眠れています」と話しました。

身体状況のアセスメント

次に、身体状況のアセスメントを行いました。バイタルサインは異常なし。ただし、低蛋白血症がありました。痩せており、下肢に浮腫が軽度に見られ、話をしているとやや呼吸が速拍します。しかし、田中さんは「苦しいことはないわ」「家に帰りたいのよ」「この人（夫）が心配」と話し、身体の不調を訴えることはありませんでした。

お風呂に関する生活習慣の確認

認知症の症状が進んでいた田中さんは、入院していること自体に気付いていないようでした。入院していることを説明すると、「あらそうなの、ここは病院なのね。何ともないのにね」と驚いた様子で、「早く帰れないかしら」と話しました。

お風呂に関する生活習慣については、「入っていたわよ。でも人と入るのは嫌。だから温泉とか誘われても行かなかったのよね」とのこと。「病院のお風呂は1人用ですよ」と伝えたものの、田中さんは「でも、いいわ。誰かが使ったお風呂って気持ち悪いわ。家に帰って入りますから」とあくまで入浴を拒否するのでした。

田中さんの入浴の習慣は「自宅の風呂に1人で入る」というものであり、家以外での入浴は田中さんにとって「嫌なこと」であったようでした。また、低蛋白血症や呼吸数の増加などから、倦怠感や疲労感などがある可能性が考えられました。

わたしたちの会話を聞いていた田中さんの夫から、「週末外出できるので、そこで入ってきますよ」と提案がありました。田中さんも「そうよ、そうよ」と笑顔で同意しました。外泊までは顔や手足を清拭し、陰部はウォシュレットで洗浄、気分が良い日は洗髪を行うことにしました。

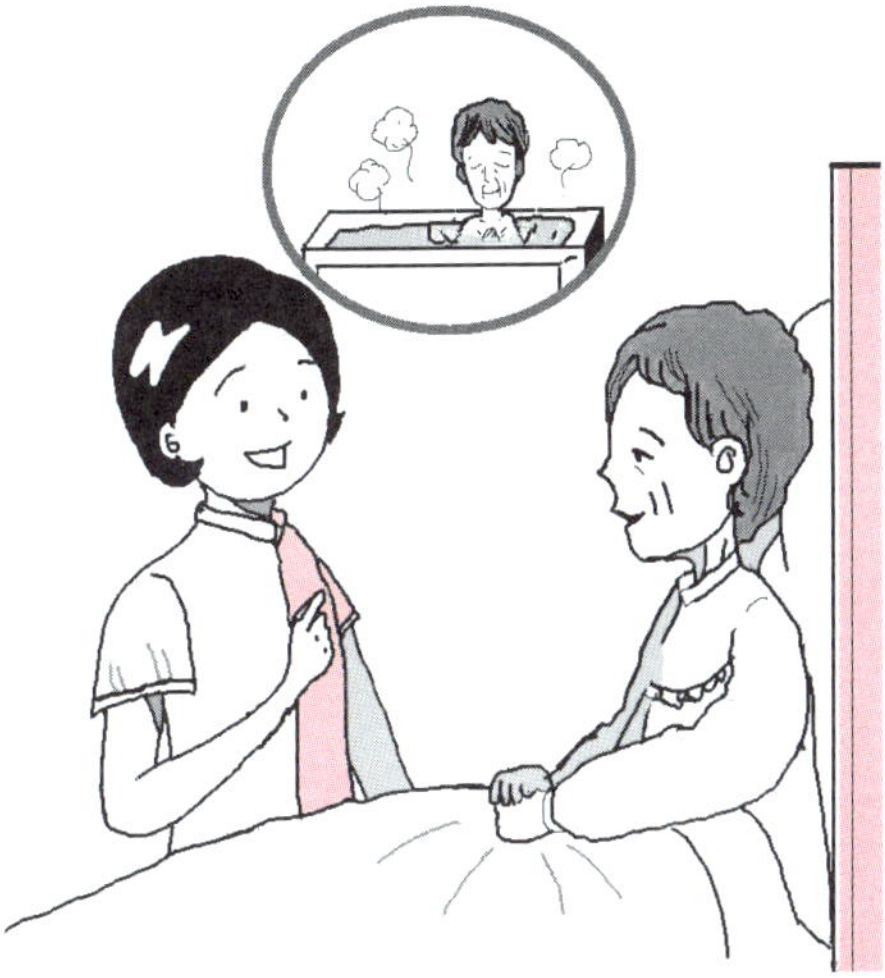

●「清潔ケアをしなくては」という考えにとらわれない

看護師は、汚れや感染の視点から「清潔ケアをしなくては」と考えてしまいますが、本当に毎日あるいは1日おきの全身の洗浄が必要なのでしょうか。

認知症の患者さんの場合、認知機能、身体状況、生活習慣などからどのような方法がベストなのかを検討していく必要があります。そのためには、信頼関係を構築した上で、生活習慣の聞き取りや家族の協力も得ることがとても大切になります。

入浴を心地よい体験に

「お風呂」はその人の生活習慣の一つであり、とても個別性が表れる生活行為です。湯船には身体を洗った後にしか入らない人もいれば、身体を洗う前も後も湯船につかる人もいるなど、お風呂の入り方一つとってもそれぞれ異なります。「変化」は大きなストレスになりますから、その人の習慣を丁寧に聞き、できる限りいつもの習慣に近い時間帯や環境にするといいでしょう。

また、病院では次々と患者さんの入浴介助をしている場合、職員の慌ただしい雰囲気に訳の分からない怖さを感じ、入浴どころではなくなる人もいます。入浴に関わる職員がゆとりを持てるよう、入浴時間、関わる職員の人数の配慮をする必要があります。

わたしたちにとっては保清や全身状態の確認の意味がある入浴ですが、患者さんにとっては心地よい体験になってもらいたいと思います。

（赤沢雪路・上野優美）

入浴を嫌がる行動の意味

お年寄りはお風呂が大好きであるとは限りません。もちろん、認知症のお年寄りにもそのことは言えます。お風呂に入ることは、認知症高齢者にとって、時には恐怖ですらあります。

もちろん、認知症のプロセス全体において脅威であるというわけではありません。ここでは、何ゆえに、ある一時期・ある人々にとって入浴が恐怖となるのか、その理由について考えてみましょう。

「どこでもドア」を開き「見知らぬ世界」へ

認知症は、その進行を遅らせることはできても、途中でストップさせることはできません。そして、軽度の段階から中等度へと移行する際、あるいは中等度から重度へと進むとき、彼らはこれまで自分が住んでいた、あるいは見えていた生活世界から、よそよそしい見知らぬ世界へと突然に迷い込んでしまいます。

まるでドラえもんの「どこでもドア」を開いてしまったようです。「どこでもドア」の向こうは希望と夢の場所ですが、認知症高齢者のそれは、見たことがない危険で油断ならない場所なのです。

●「どこでもドア」を開いた人たち

ほっかむりして逃げ回るA子さん（軽度から中等度）

A子さんは、病院に入院後しばらくして、車椅子に乗りながらほっかむりをしてあちらこちらへと逃げ回るようになりました。

排泄物でトイレを飾ったB男さん（軽度から中等度）

B男さんは、これまで通常通りにできていたズボンのベルトを外す動作が突然できなくなり、結果的に弄便と呼ばれる行為に及びました。

独語からハミングへと進展していったC子さん（中等度から重度）

C子さんは、それまで独語ではあるものの言葉を発していましたが、次第にハミングになってしまいました。

自己接触行動[*1]から内閉的行動へと移行していったD子さん（中等度から重度）

これまでは何とか他者と関わっていたD子さんでしたが、他者ではなく自分の内部へと、まるで自閉するようにして引きこもっていきました。

認知機能の障害

ここで、認知症について基本的なことを押さえておきましょう。

認知症というのは、ある一つの病気の診断名ではなく、いろいろな病気によって引き起こされる状態像を表す言葉です。その状態像とは、名称そのままに「認知機能の障害」です。大きくは以下の４つの障害を指します。

認知機能の４つの障害

1. 記憶障害
2. 見当識障害
3. 判断力・問題解決能力・実行機能の障害
4. 高次脳機能障害（失行・失認・失語・構成障害など）

記憶障害と見当識障害

記憶障害

記憶は、ある物事を覚え（記銘）、頭の中で保っておき（保持）、必要なときに思い起こす（想起）という3つの機序から成り立っていると考えられています。最近では、別の説明もなされるようになってきています。

そして、認知症では一般に、昔の記憶（長期記憶）は保たれていますが、最近のこと（短期記憶）や直近のこと（即時記憶）が思い出せないといわれています。

見当識障害

時間や場所、人の顔などが分からなくなってくることをいいます。最初は「時間」が、次に「場所」が、最後に「人」が分からなくなるという順番をたどることが知られています。

それらのうち、「時間」という概念が最も複雑なことを考えると、まず真っ先にその複雑で難しいことが分からなくなるということも理解できます。

というのも、この順番は子どもが身に付けていく見当識の逆なのです。子どもは最初に母親などの「人」を認知し、次に「場所」、6歳前後にようやく「時間」を知っていきます。もちろん、このことをもって「認知症高齢者は子どもに帰っていく」とは言えませんが……。

判断力・問題解決能力・実行機能の障害

判断力・問題解決能力・実行機能の障害というのは以下を指します。
・ちょっとした事柄でも判断できない
・効果的に物事を成し遂げる力が低下する
・計画ができない

・物事の段取りができない

高次脳機能障害――失行・失認・失語・構成障害など

高次脳機能障害は、自分の意図した行動ができなくなる「失行」や、見たり触ったりはできるものの、それが何であるのかが分からなくなる「失認」、言葉の意味や語彙などが失われていく「失語」、立体的な図形や絵などが描けなくなるなどの「構成障害」を指します。

例えば、感覚の変化

高次脳機能障害の失認の一種である「感覚障害」を例に挙げましょう。

まず「聴覚」では、重度になると、音の聞き分けが困難になり、他人には聞こえない音が聞こえたり、大小強弱の音が同じように聞こえたりします。「視覚」では、物の形や奥行き、動きを識別する能力が低下します。そのため、影や光におびえるようになり、階段は1枚の壁のように見えるといったことが生じるのです。
そのほか、ポケットの中に入っているものを触っても何に触れているのか分からないという「触覚」の障害、甘いのか辛いのか分かりにくくなる「味覚」の障害が出てきます。

高次脳機能障害とは

【聴覚】音の聞き分けが困難になる・他人には聞こえない音が一度に聞こえる
【視覚】色・形・奥行き・動きを識別する能力が低下する（影と光におびえる・階段は1枚の壁・椅子が見えないのに「座りなさい」と言う）
【触覚】触っても何か分からない（ポケットの中身など）
【味覚】甘い・辛いといった感覚が鈍くなっていく

「お風呂を嫌がる」理由とは

認知症の本質

「自分の中の何かがどんどん失われていく、外の見知らぬ世界が侵入してくる」認知症を生じてくる状態像の観点から言い表せば、このようになります。

自と他の境界

それでは、認知症になったときに、どうしてお風呂に入るのが嫌になってしまうのでしょうか。その理由を考えてみましょう。

お風呂を嫌がる理由を考える上で、統合失調症という精神疾患に罹患し、状態像が悪い急性期を考えてみることが役立ちます。筆者は統合失調症の患者さんの中で起こっていることを「自分と他者との境界の問題」としたモデルを作成し、それを「保護膜モデル」と呼んでいます。

「精神構造」モデル

人間は自分と他者を「別々の精神構造を持つ人間」としてとらえています。確かに、皮膚を外側面として、身体的にも両者はくっきりと区別されています。わたしから見れば、他者は他者であり、その他者から見ればわたしは他者です。これが通常、または人間一般をとらえる大前提です。

両者を区別する境界線は揺るぎないものであり、それぞれが個として存在しています。従って、判別可能な厚みを持った実線で1個の円が描かれます（図a）。

認知症とは「自他の境界があいまいになること」

認知症を一言で言えば、「自分の中の何かがどんどん失われていき、外の見知らぬ世界が自分の中に侵入してくる事態である」と先に述べました。失われていくということは、実線の円が破れて破線になり、線と線の間から内部が漏れ出ていくというこ

図　「保護膜モデル」の考え方

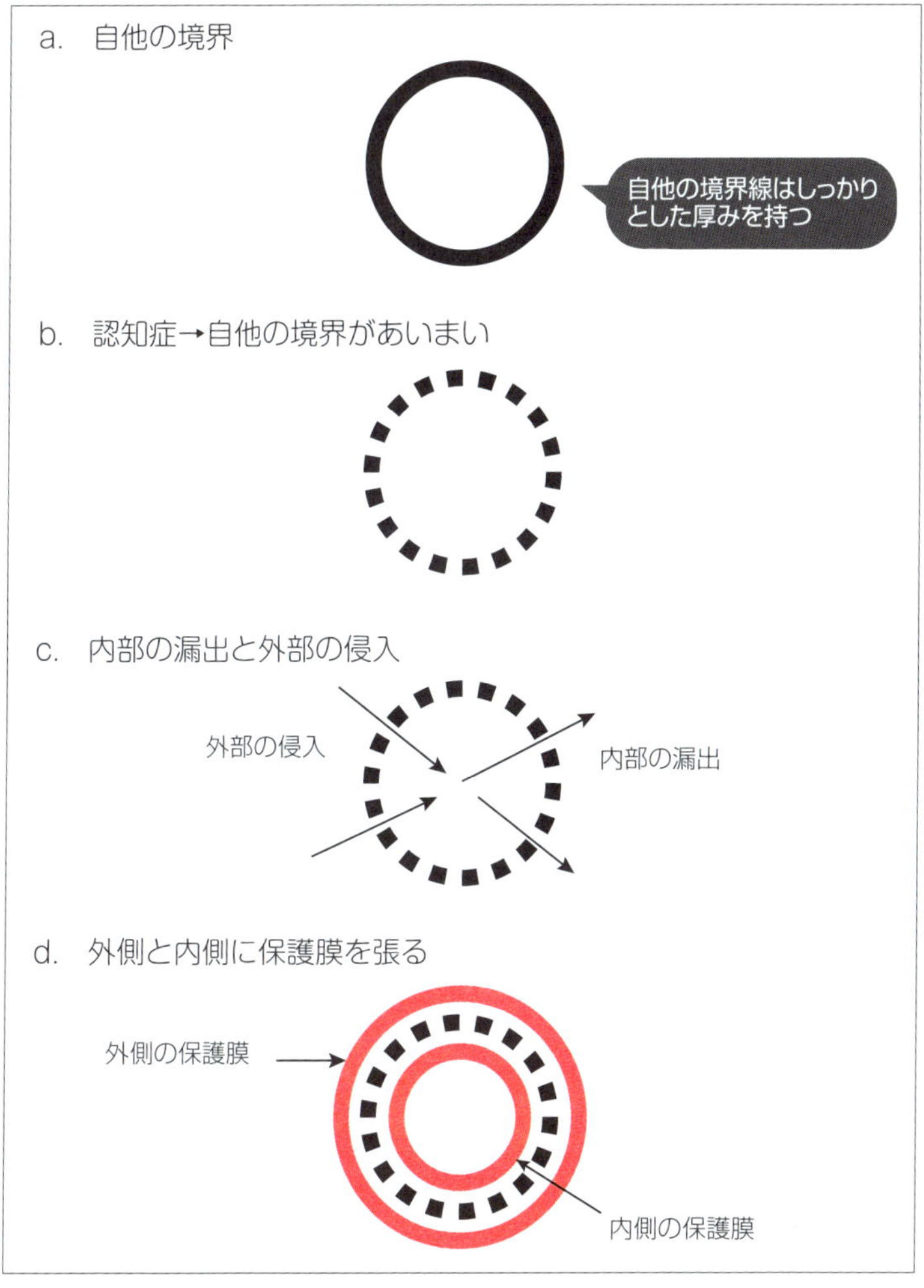

（阿保順子、佐久間えりか編：統合失調症急性期看護マニュアル　改訂版．すぴか書房；2009．p.31、33、37 より引用、p.41 より改変）

とです。すなわち、自他の境界があいまいになってしまうことを意味します（p.65図b）。

認知症患者に起こっていること

自他の境界が破線状態になることによって、自分の内部は漏出していき、外部の世界の侵入が始まります。内部と外部がない交ぜになっていくのです。混乱は必至です（p.65図c）。

認知症患者の看護の原則

こうした事態が起こっていることを理論的に想定すると、その場合の看護として考えられるのは以下の3つになります。

①外側に保護膜を張る看護

- ・患者が不安に陥りやすい状況を見いだし、そのときには特に重点的に関わる
- ・表出されている不安に対しては十分な手当てをして保護する
- ・薬物の影響や隠されているかもしれない身体疾患の可能性を査定する

①外側に保護膜を張る

1つには、破線状態のある円の外側に保護膜を張ること、当の本人がおのずと張っている保護膜をはぎ取らないこと、そして円の内側から何らかの保護膜が張られていくことを妨げないことです（p．65**図d**参照）。

人間には自然治癒力が備わっています。精神疾患といえども回復していき、自然治癒力が働くのです。**図d**のように、それを内側から張られてくる保護膜としてとらえました。

「外側に保護膜を張る」という看護の具体的な方法には、「人による保護膜」と「物理的な保護膜」を張るという2通りがあります。

入浴という行為に限定して、外側の保護膜を張る看護について述べれば、患者さんが不安に陥りやすい状況を見いだし、そ

のときには特に重点的に関わり、表出されている不安に対しては十分な手当てをして保護すること、さらには薬物の影響や隠されているかもしれない身体疾患の可能性を査定することです。

②患者さん本人が張っている保護膜をはぎ取らない

次に、患者さん本人が張っている保護膜をはぎ取らない看護とは、衣服やかぶり物は無理にはぎ取らない、更衣や入浴は無理強いしないということになります。しかし、「お風呂を嫌がる」場合でも、いずれは入浴してもらわなくてはなりません。そのためには、看護師が保護膜の代わりになるような信頼関係を築き、彼ら自身が無意識的な保護膜を張らずに済むようにしなくてはならないでしょう。

物理的保護膜を「看護師」という人的保護膜で代替するという意味です。看護師は日々、患者さんとの信頼関係の上に立った看護を展開しています。だからこそ、少し時間はかかるものの、保護膜になるこ

②保護膜をはぎ取らない看護

- 衣服やかぶり物は、無理にはぎ取らない
- 更衣や入浴は無理強いしない
- 看護師が保護膜の代わりになるような信頼関係を築く

③内側から保護膜が張られていくことを妨げない看護

- 自分自身であることの実感を得られるように、身体接触を通して自己の感覚を確かめさせるなど、患者が納得できるような方法を工夫する
- 患者と接する時間を増やし、支持的に関わる

とは可能なのです。

③内側から保護膜が張られていくことを妨げない

最後に、内側から保護膜が張られていくことを妨げない方法があります。それは、「自分が失われていってどこにも存在しない」という感覚を何とか補完することです。言い換えれば、「自分が自分であることの実感を得られるような工夫をする」ことになります。

例えば、彼らの手を看護者の手に重ね合わせ、看護者の手を通して自分の手の冷たさや温かさを実感してもらうなど、身体接触を通じての自己確認などがあります。

もちろんマッサージもいいでしょう。彼らが自分の感覚や自分の存在を見いだせるような方法を工夫することが求められます。そのためにも、患者と接する時間を増やし、支持的に関わるという原則をきちんと実践することが必要なのです。

＊＊＊

以上のように、入浴を嫌がる認知症高齢者に起こっていることが分かるようになると、看護の方法もおのずと導き出されてきます。もちろん、ここに挙げた保護膜モデルからは分からないこともあるでしょう。

患者さんに寄り添う日々の看護実践の中に、さらなる理解を生むヒントが隠されていることを肝に銘じておくことが大切です。

（阿保順子）

【注】

＊1　会話の最中に自分の髪を触るなど、文字通り自分で自分の体に触れる行動をいいます。手持ち無沙汰なとき、不安があるときなど、自分を落ち着かせようとして無意識的にとられる行動です。動物行動学や人類学の領域でよく使用されます。

2章

認知症高齢者の世界
――何が起こっているのか？

「うちに帰りたい」

「うちに帰りたい」と言う認知症の人の体験世界

「うちに帰りたい」という言葉は、その環境に慣れないときによく現れる言葉で、認知症が一段階進行したときや体調が悪いときにも聞かれます。ここでは、「うちに帰りたい」と主張した2人の世界について紹介しましょう。

梅山さんの場合

梅山さん（75歳・女性）はアルツハイマー型認知症と脳血管性認知症で、合併症として高血圧があり、オルメテック（降圧剤）と抑肝散、メマリー（抗認知症薬）を服用していました。

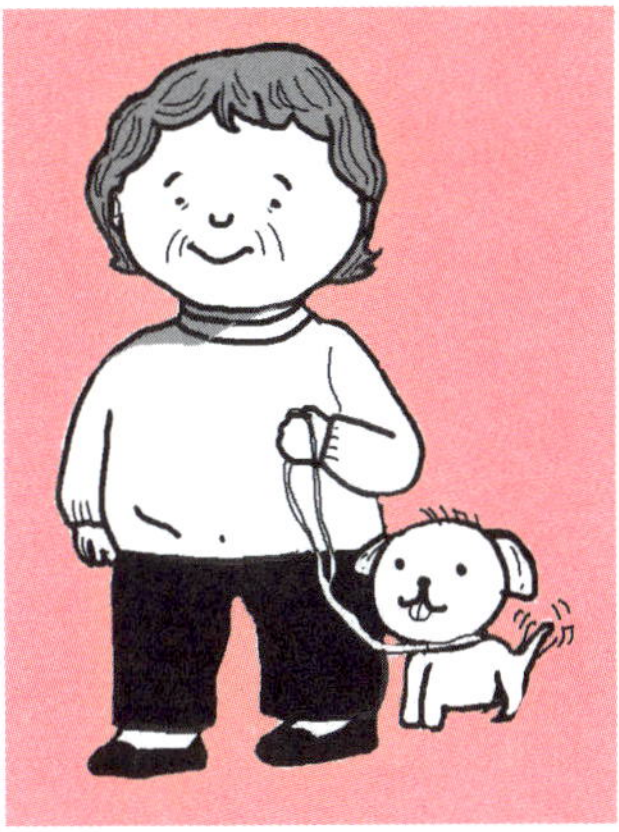

夫が亡くなってから10年以上一人暮らしをしていた梅山さんは、愛犬マロとの散歩が日課でした。もともと温厚な性格で、周囲からも好かれていましたが、3、4年前から物忘れが始まり、マロとの散歩以外は積極的に外出することがなくなりました。同じ地区内に嫁いだ長女が夕食の買い物をしたり、宅配弁当を活用するようになっていました。

1年ほど前からは、夕方、長女の家に何度も電話をしては「わたしは駄目になってしまった」「死んでしまいたい」と泣き、長女が慌てて駆けつけると、ケロリとした顔で「どうしたの」と問い掛けたそうです。忘れる自分をどこかで感じ、不安を覚えていたはずですが、長女が受診を勧めても「わたしはボケてなんかいないよ！」と怒って受診を拒否していました。しかし、夏の散歩中に倒れ、脱水で入院したことをきっかけに、アルツハイマー型認知症と診断され、要介護認定1という判定も出たことから、わたしたちのグループホームへ入居となりました。

グループホームへの入居については、見学や体験入居を経ていったんは納得していたはずの梅山さんでしたが、入居直後から「うちに帰りたい」との訴えが続きました。対応を工夫したところ、時間の経過とともにその訴えに変化が表れてきました。

入居直後

「うちに帰りたい」と激しく訴える

このときの梅山さんは、スタッフのところに頻繁にやって来ては「あの、うちに帰りたいんですけど……」と言い、家に帰りたい理由をひたすら挙げてきました。「飼っている犬のマロが心配です。わたしが居ないと餌を誰もあげないから」「家のことが心配なんです」「だまされてここに連れてこられたので」「娘に連絡をとりたい」「区の旅行でここに連れてこられて、わたしだけ置いてきぼりにされたんです」など。

中でも梅山さんが一番心配しているのは愛犬マロのことでした。梅山さんが居なければ、マロは飢えてしまいます。もちろん、マロは娘さんの家で大事に飼われていたのですが、梅山さんは忘れてしまっているのです。梅山さんの関心は90％以上家にあり、「マロは娘さんが預かっているそうですよ」と伝えても「うそ。どうして？」と信じることができず「みんなでわたしをだましているの？」と聞き返しました。

これに対して、わたしたちは正直に事実を伝えますが、言葉でこんこんと説明するのではなく「一人暮らしの梅山さんを心配して、娘さんがこのホームを探してきたのですよ」とわたしたちを信じてほしいという気持ちを簡潔に伝えるようにしました。慣れない場所で不安が多く、脱水傾向にあり、注意力が散漫になっている梅山さんに多くの言葉を浴びせることは、混乱を助長すると考えられたからです。

こうした工夫のほかに、梅山さんの「うちに帰りたい」という訴えの強弱をとらえて、それに応じた関わりも工夫しました。例えば娘さんの話をしたり、気分転換を図るために家事を手伝ってもらったりすることで満足するときもあれば、是が非でも「うちに帰りたい」と強い調子で訴えるときもありました。

そこで、訴えが激しくなる時間帯や状況を観察し、激しいときには梅山さんとともに外へ出て、ホームの周辺を一回りしました。わたしたちは「梅山さんの訴えが強くなったから出かける」というスタンスではなく、観察の結果から得られた「訴えが激しくなる時間帯や状況」をもとに、「うちに帰りたい」という気持ちが強くなる前に、

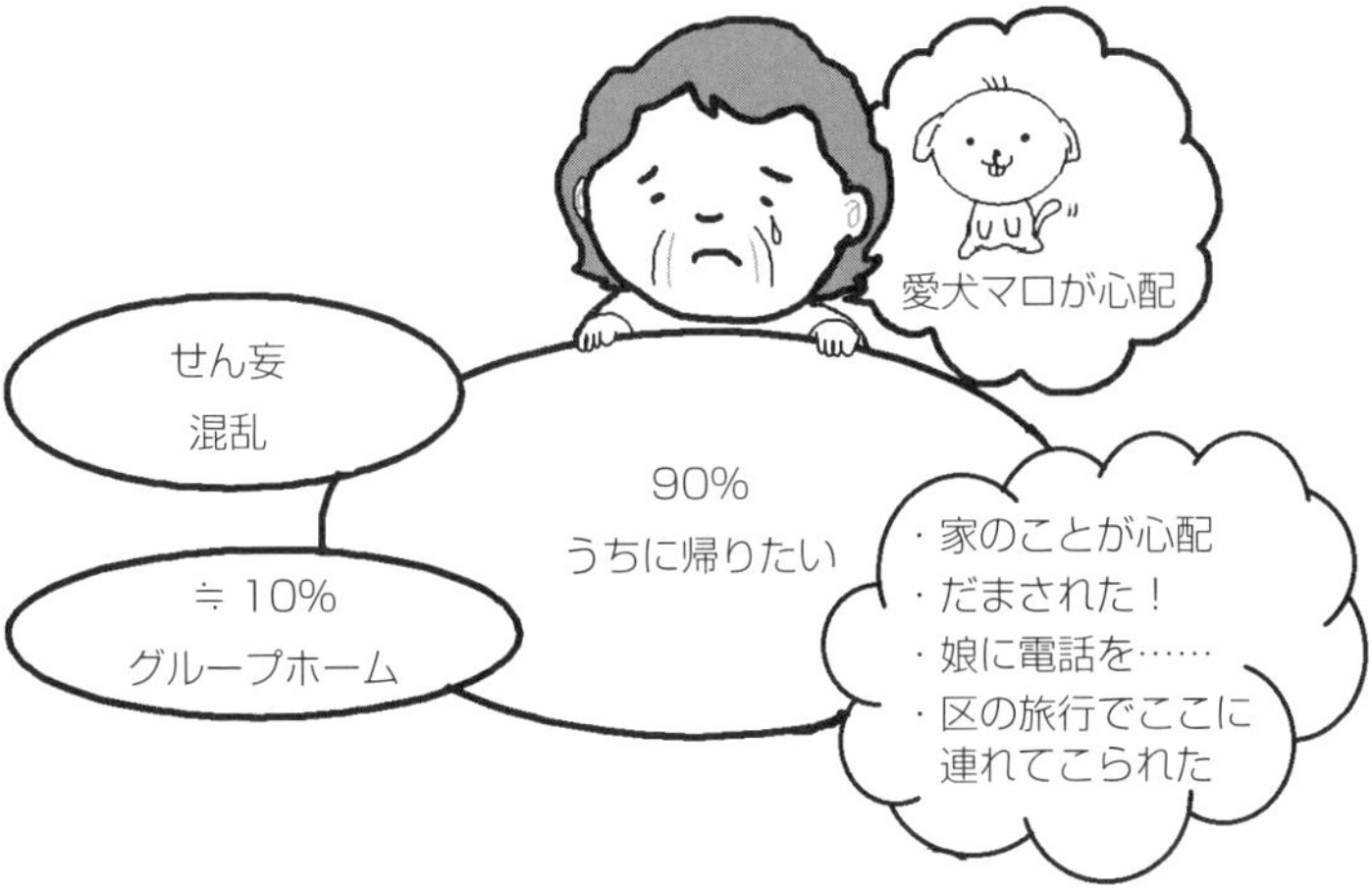
愛犬マロが心配
せん妄
混乱
90%
うちに帰りたい
≒10%
グループホーム
・家のことが心配
・だまされた！
・娘に電話を……
・区の旅行でここに
連れてこられた

梅山さんの気持ちのエネルギーを発散できるよう歩いたり、買い物に出掛けたりしたのです。計画通りにいかないことも多かったのですが、「梅山さん、ちょっと畑まで夕飯で使う野菜を採りに行きませんか？」などと、気持ちが強くなる手前で声を掛けると「え？　いいですよ。何でもやりますよ」とにこやかに応じてくれて、スタッフも楽しく梅山さんと過ごせるのです。

さて、家に帰りたい梅山さんですが、グループホームでご飯を食べたり、家事を手伝っているときには「一人よりみんなと一緒の方がいいね」という言葉も聞かれるようになり、10％くらいはグループホームでの暮らしに気持ちが向いてきたようでした。入居当初の健康診断では血液検査で若干の脱水も見られ、夕方「帰りたい」と言ってふらふら歩くのはせん妄に陥っているとも考えられました。

入居から1週間後

グループホームに居る自分を確認する

このころになると、梅山さんは「うちに帰りたい」という言葉は変わらずありましたが、ぼーっとした表情から少しきりりとした表情になり、なぜグループホームで暮らすことになったのかをスタッフに確認する言葉や自分から理由を言う場面が増えてきました。

「あの……わたし……どうしてここに居ることになったんだっけ？」

「わたしね、ここでボランティアさせていただいているの」

これらの言葉は、グループホームに居る自分を確認しているかのようです。心の向きが90％「家」という状態から70～80％ほどになり、グループホームの生活に20～30％関心が向き始めたようです。

もう一つ、このころの梅山さんの心境の変化を表す言葉に「ここ（グループホーム）で暮らすための家賃をお支払いしないといけないのに、お金がないんです」というものがありました。梅山さんだけではなく、グループホームに暮らす人のほとんどがお金（家賃や食費の支払い）のことを心配されます。もちろんお金のことは家族、または後見人が管理しているので心配はいらないのですが、認知症の人がこの言葉を発するときは、「支払いが心配」という気持ちと同時に、「グループホームに居たい」という気持ちが芽生えてきたときでもあるように思います。この言葉を聞き逃さずに丁寧に関わることが大切だと感じています。

そして「あの……わたし……どうしてここに居ることになったんだっけ？」という言葉に対しては、入居直後と同じように「一人暮らしの梅山さんを心配した娘さんが、このホームを探したんですよ」と伝えますが、「梅山さんは血圧が高めだから、娘さんは梅山さんが一人で倒れたりしたらどうしようと、気掛かりだったそうです」と、前よりも少し踏み込んだ話をしました。

すると梅山さんは「え？　娘の朝子はそんな風に思っていたの？」と涙ぐみ、「わたしもね、朝子が心配してくれていたことはよく分かっているの。感謝もしているの。でもね、親子だから、言わなくても分かっているでしょって感じで、憎まれ口をきいたりもするの。正直に表現できなくて」と、自分の心の内を話してくれるのです。

とはいえ、こうした会話ができたかと思うと、また何事もなかったかのように「うちに帰りたい」と繰り返されるのですが、それでも明らかな変化を感じました。

入居から3～4週間後

●「うちに帰りたい」けれど「ここにも居たい」

スタッフを探して「あの……、少しお話していい？」と確認してから、「うちに帰りたい」と訴えるのではなく「わたし、ここに長く居たから、そろそろ辞めて帰らないといけないよね」「わたしみたいな役立たずは、ここに居たら迷惑よね」と言ったり、「ここへ来てだいぶ経つから、ケジメも必要よね」と聞いてきたりました。スタッフが「ここの暮らしが気に入らないですか」「つらい思いをしているのですか」と聞くと、「いいえ。ここの雰囲気は大好きなの。でもうちのことも心配なの。たまにはうちに帰ってみたいの」と答えます。

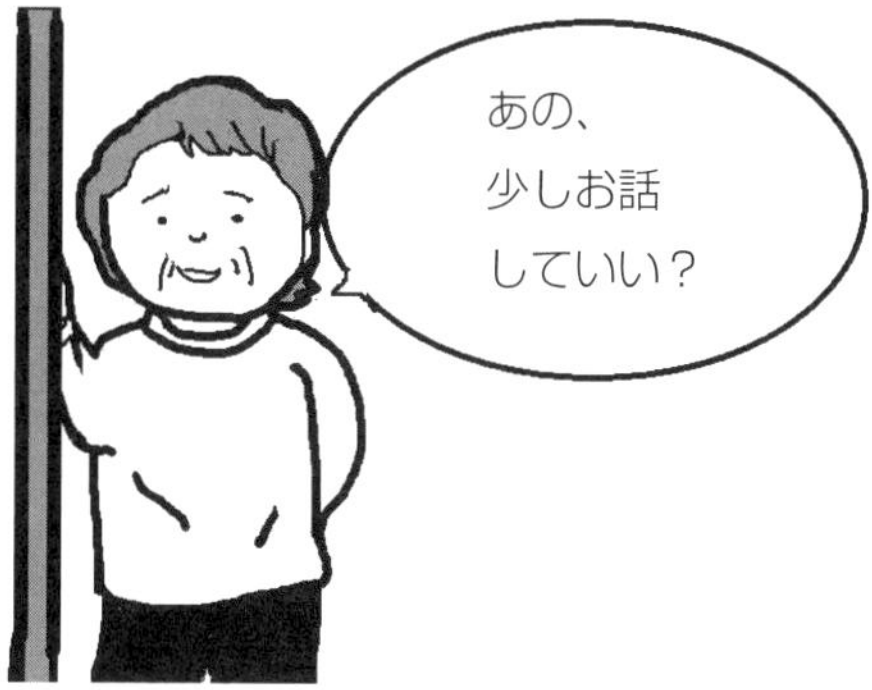

スタッフが「だったら、ケジメをつけて出て行くなんて言わないで、うちに戻ったり、ここに来たりっていうのは駄目？」と尋ねると「ええ〜。そんな風にしてもいいの？」と、ぱっと表情が明るくなりました。

そして「そうできたらうれしい！　そう言ってもらえるのを待っていたの！」と笑顔になりました。

梅山さんとの関わりを通じ、「うちに帰りたい」

と言う認知症の人に対し、例えばその要求通り一緒に歩いたり「うちに帰る」ことに固執した方法をとることは、表面的には認知症の人の希望に沿っているように見えますが、それだけでは本人の気持ちを満足させられないのではないかと感じます。「うちに帰りたい」という気持ちを大事にしながら、その人の関心の向きと訴えの変化をとらえ、タイミングを見計らい、ときには一緒に歩き、ときには訴えに耳を傾けます。そうした中で、その人を気遣う周りの人の思いを伝え、気分転換を図り、その人の言う「うち」とは何かを考え、認知症の人が表現しきれない「望む暮らし」をともに言語化して共有していくことが大切なのではないかと考えます。

ここで、梅山さんよりもやや激しい「うちに帰りたい」の訴えをされた月影さんの例をご紹介しましょう。

月影さんの場合

月影さん（74歳・女性）の年齢は梅山さんに近いですが、前頭側頭型認知症で、認知症のタイプが梅山さんと大きく異なります。月影さんはエネルギーに満ち溢れ、アルツハイマー型認知症の梅山さんよりも比較的記憶力が保たれています。

●「助けてぇ～！　誰かぁ～っ！　うちに帰してぇ～!!」

月影さんが「うちに帰りたい」と告げるときには、唐草模様の風呂敷に仏壇をくるみ、帰りに雨が降ったら困ると傘も片手に持っています。

「月影さん、少し待っていてくださいね」とスタッフが一緒に歩く準備をしている間に、月影さんは、素早く庭に出て、隣の家との境のフェンスによじ登っていたりします。少しでも彼女を止めようとするようなしぐさや言葉を出せば「何としても帰らせてもらうよ！」と興奮し、時には「助けてぇ～！　誰かぁ～っ！　うちに帰してぇ～!!」と叫びます。

梅山さんに比べ、「うちに帰りたい」ということを

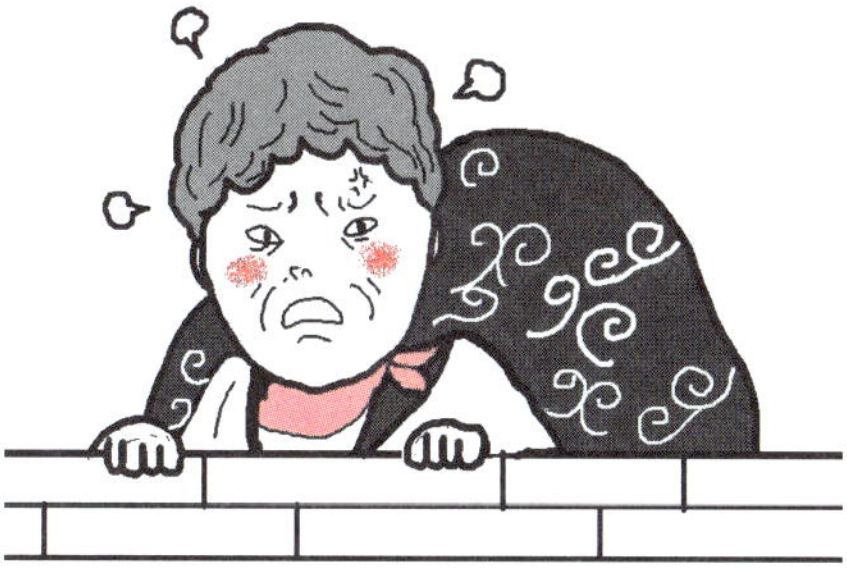

激しく表現するため、スタッフによっては「わたしでは対応できませんっ！」とか「グループホームで暮らせる人ではない」とまで言うこともありました。

月影さんは、グループホームのスタッフの名前を正確に覚えたりはしていませんでしたが、特定のスタッフについて「あんたは昔一緒に働いていた花ちゃんだ」「あれ、みっちゃんはここで働いていたの」と自分の同僚や親戚だととらえ、そのスタッフには親しみを感じていたようでした。実際のところ、月影さんの身内は皆、亡くなっており、同僚たちも体調を崩していたりして、面会に訪れるということもありませんでした。

わたしたちは何を手掛かりに月影さんと関わったらよいのか、分からなかったのですが、「こうなったら、月影さんの激しい症状に徹底的に振り回されてみよう！」と決めました。通常の仕事を行うスタッフの他に、月影さんに徹底的に付き合うスタッフを配置しました。先に述べたように、月影さんの中に親しい人とそうでない人の区分がしっかりできているようでしたので、付き合うのは、月影さんにとって「親しい」というカテゴリーに入るスタッフです。

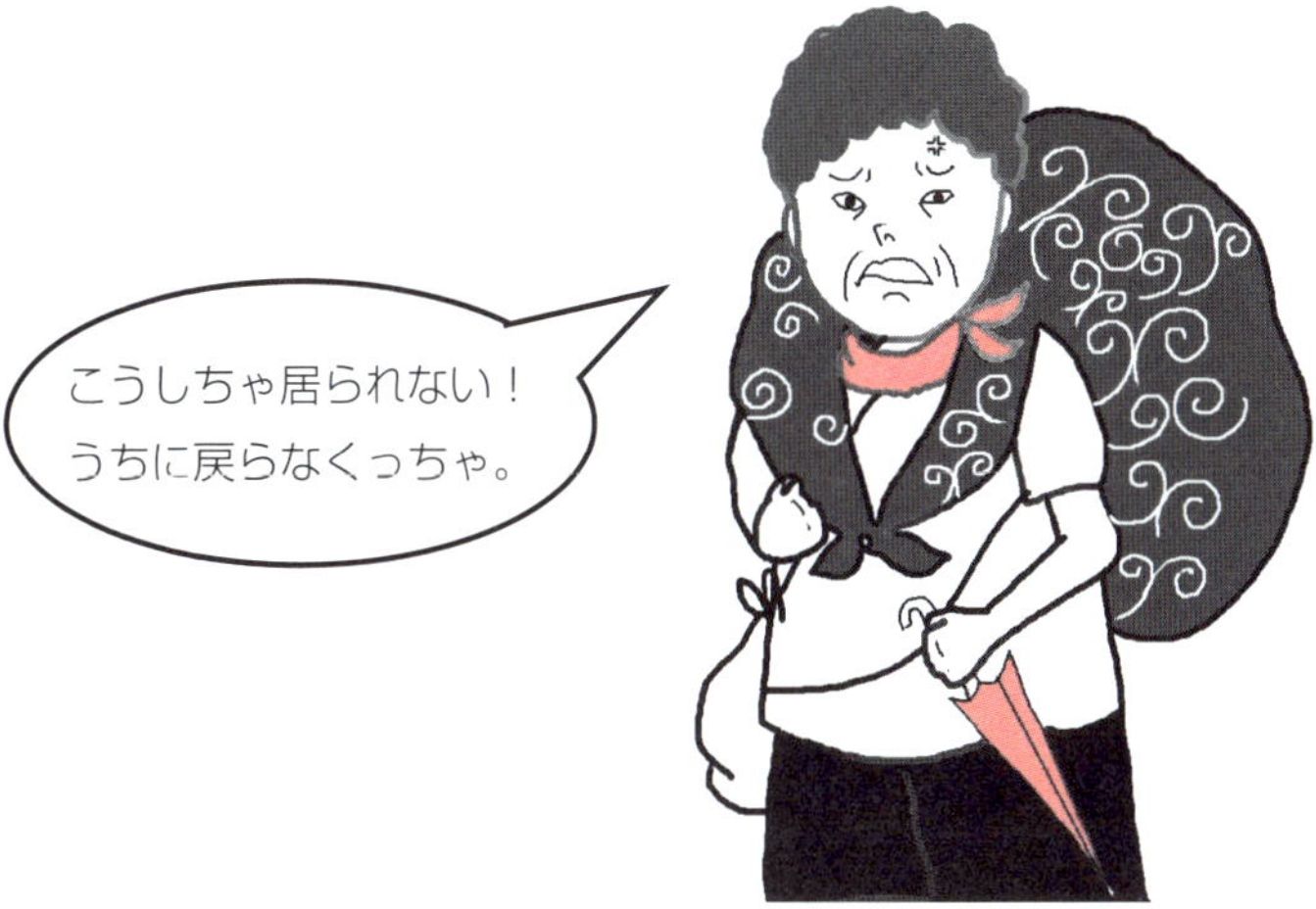
こうしちゃ居られない！
うちに戻らなくっちゃ。

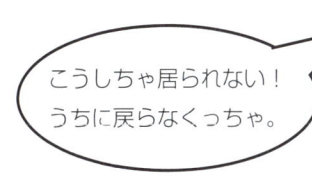

風呂敷を背負ってグループホームから出る月影さんに付き合って、約1時間一緒に歩き、月影さんが心身のエネルギーを発散できるようにしたときもありましたし、時には近所のわたしの家でお茶を飲んでもらったりもしました。一緒に時を過ごすうちに、月影さんはいろいろなことを語ってくれました。「うちに帰るっ！」というときは怒りの形相なのに、歩いてしばらくすると「アンタ、疲れないかい」と気遣ってくれ、「夫が死んでから本当に寂しくなった」「わたしは子どももいなくて、天涯孤独だよ」などとその寂しさを語ってくれました。

グループホームが「うち」になった瞬間

月影さんと付き合って約1カ月経ったころ、月影さんが帰宅を熱望している家にスタッフの車で行くことにしました。月影さんの家までは車で1時間ほどかかります。道すがら、月影さんが行きつけだったおそば屋さんにも立ち寄って昼食をとり、家に到着しました。家に到着した月影さんは「さあ、上がっておくれ」と笑顔でスタッフを招きました。ちなみにガスや水道は止められています。

この日、スタッフは覚悟していました。月影さんにとっては久しぶりの自宅です。もしかしたら月影さんは「このままうちに居る」「グループホームへは帰らない」と言うのではないかと。もしもそうなったら、2時間でも3時間でも月影さんの気が済むまで、月影さんの家に居続けようと考えていたのです。

月影さんは、家の中をさっと見て回り、水道やガスの元栓が閉められていることを確認しました。一通り見て回ると「元栓、閉まっているね。今、わたしここに住んでいないからね。これは駄目だわ。使えない。さあ、うちに帰ろう」と言い、スタッフの車にさっさと向かいました。

1時間以上かけて家に来たのに、滞在時間約5分。

帰りの車内では「うちに戻ったら、夕飯何が出るかな」などと機嫌良く話す月影さんの言葉の中で、グループホームは「うち」と表現されているではありませんか。

そういえば、さっき自宅でも「さあ、うちに帰ろう」と言っていました。月影さんの中で何かが変わった、何かひとつの決着がついたように思えました。グループホームに戻ると、「ここが一番いいや」とソファでくつろぐ月影さんの姿がありました。

その後も「うちに帰りたい」という訴えは波のようにありましたが、風呂敷を背負って出掛けるような激しいものはなくなりました。

月影さんの体験世界とは

月影さんは梅山さんに比べて、グループホームから外に出て心身のエネルギーを発散させる時間や、スタッフがそれに付き合う期間が必要でした。月影さんに限らず、認知症の人に合わせてしっかり付き合い、向き合う時間は必要なのですが、「うちに帰りたい」と言って風呂敷を担いでフェンスによじ登るようなエネルギー溢れる月影さんに付き合うことは、スタッフにもそれなりの覚悟が必要です。

月影さんの安全を守ることも重要ですし、月影さんのエネルギーが十分消費されるまでスタッフのエネルギーが持つかどうかということもありました。何しろ外へ出掛けるわけですから、転倒はもちろん、車にひかれないかとか、知らない道に入って迷ってしまわないかなど、付き合う上での不安は大きいものです。

けれど、この付き合う時間を通じて月影さんの要求に応えていくうちに、月影さんの中に「この人は信じられそうな人だ」という思いが生まれ、グループホームが「第二の家」という存在になっていたのだと感じます。

自宅からあっさりグループホームへ戻ったのは、自分の居場所をグループホームの中に見つけていたからではないかと思うのです。

（堀内園子）

「うちに帰りたい」理由と看護師ができること

「うち」とはどんな所でしょうか。家族が居て自分の持ち物が置いてあり、安心してお風呂やトイレに入れるなど、「うち」は自分の存在を確認する場所でもあり、安らげる場所であると思います。わたしたちは旅行や入院中に何か不自由さを感じても、「うち」ではないからと諦めることも可能です。しかしながら、認知症高齢者は今居る場所が認識できなかったり、今は治療が必要であるということが理解できていない場合があり、「諦める」という選択肢がとれなくなっていることがあります。

認知症の中核症状から見た「帰りたい」理由

認知症の中核症状には、記憶障害があります（p.59参照）。その中の近時記憶が障害されると、昔の記憶は残りますが、2～3分前のことや最近の記憶がなくなるという症状が出現します。「病院に来たこと」「入院したこと」を忘れてしまうため、なぜ「知らない場所」にいるのかが理解できなくなることがあります。また、昔の記憶の中を生きていることもあり、「息子を迎えに行かなくては」などの理由から「帰らなくては」と思ったりすることもあります。

中核症状には見当識障害もあり、時間や場所の見当識が障害されます。この場合、「今が何時であるのか」「ここがどこなのか」が理解できなくなることがあります。時間が分からなければ朝と夜の見当がつかず、「もう夜なので帰ります」などと朝から訴えてくることもあります。

さらに、進行すると人物の見当識障害も出てくる場合があります。わたしたちも知らない人ばかりのところにいると、何となく緊張したり居心地が悪いものです。認知症高齢者にとっても、知らない医療者や介護者に囲まれた場所は、居心地が悪く「自分が居るべき場所ではない」と認識することもあるのです。

ある人は、独居で家族もペットもいない人でした。それでも「うちに帰りたい」と繰り返されるため、「どうしてうちに帰りたいのですか」と聞くと「……恋しいの……」とおっしゃいました。それを聞いて、「なるほど。〝うち〟とは、誰もいなくても自分の大切にしているものがある、それだけで〝恋しい〟と思えるものなのだ」と同感できました。

また、入院している認知症高齢者の場合、身体的な苦痛がある可能性があります。しかし、今の苦痛が何から起きているのか、どのように伝えたらいいのかが分からないときや、あるいは語彙が少なくなったり失語が出現している場合は、うまく苦痛が表現できないことも起こります。

わたしたちも体調が悪ければ早く帰宅して、自宅で休もうと考えます。認知症高齢者の体調不良となれば、「うちに帰って横になりたい」と思うのは当然です。

ケアする側が「安心できる人」となる

まず大切なことは、看護師が「安心できる人」になることです。知らない人の中では緊張感が高まります。だからこそ支援する側が、まずは「知っている人」になる必要があります。

毎日、その都度「こんにちは。看護師の○○です。よろしくお願いします」などとあいさつする、同じ訴えが繰り返されても毎回丁寧に親切に対応することなど、「知っている人」「優しい人」と認識を持てるなじみの関係を築いていき「安心できる人」となっていくことです。こうした人的環境を整えることから始めていきましょう。

次に「今」「ここ」を認識できるように支援することが必要です。見れば分かる場所にカレンダーや時計を置き、日付や時間が確かめられるようにしていくこと。そして、病院であれば「ここは○○病院です」「体の治療で入院しています」など、誰かに聞かなくても、「ここはどこで」「自分は何でここにいるのか」が分かるようにしていきます。決して「今何時でしょう？」「私は誰でしたっけ？」など、分からないことをあえて質問しないようにすることです。

また、掲示物はただ掲示したままでは意味がありません。看護師がその都度それを見ながら一緒に日付を確認したり、場所を説明することが大切です。看護師も心地よい環境の一部であることを忘れないようにしましょう。

トイレの位置の確認も大切です。わたしたちは外出先で尿意を感じたときにトイレがないと不安になります。認知症高齢者も同じです。知らない場所でトイレの場所も分からないことは、不安を増強させます。入院あるいは入所したら、必ずトイレの場所を何回か一緒に確認してあげるようにしましょう。また、一人でも行けるように分かりやすい表示をすることも大切です。

認知症の人自身の持ち物を周囲に置くことも安心につながります。自宅にあるなじみの時計や写真は、自分の居場所を認識するのに有効です。男性だと自分の腕時計をすると安心できるなど、ちょっとした支援で落ち着くこともあります。

松川さんの場合

ここで、病院で「うちに帰りたい」と言われた事例を紹介しましょう。

松川さんは70歳代の女性で、アルツハイマー型認知症です。入院してから、日に何度も手提げバッグを持って「うちに帰るのでドアを開けてください」と看護師に依頼してきました。「どうしておうちに帰らなくてはいけないのですか」と聞くと、「母が入院しているのでお見舞いに行かなくてはいけないの」とのことでした。

そこで、訴えられてくるときには「お母さまはどうかなさったのですか」「それは心配ですね」と、母親の状態や松川さんの気持ちを聞くように心掛けました。そうすると、松川さんは母親の状態や自分がどんなに心配しているかを話され、ひとしきり話した後は「ありがとうございました」と笑顔で部屋に戻られました。

「うちに帰りたい」と言うときは、毎回同じように関わることで、それ以上に訴えられることはありませんでした。あるとき、バッグの中身を確認したところ、ぬれたオムツが入っていました。松川さんはパンツ型のオムツを使用していましたが、自分でトイレに行っていたためその処理までは看護師も気付かずにいました。

いつも大事に持ち歩いていたバックの中にぬれたオムツを入れて、「うちに帰りたい」と訴えていた松川さん。ぬれたオムツをどうしたらいいかと処理に困って不安が募り、それが「うちに帰りたい」との言葉に表れていたのかもしれません。

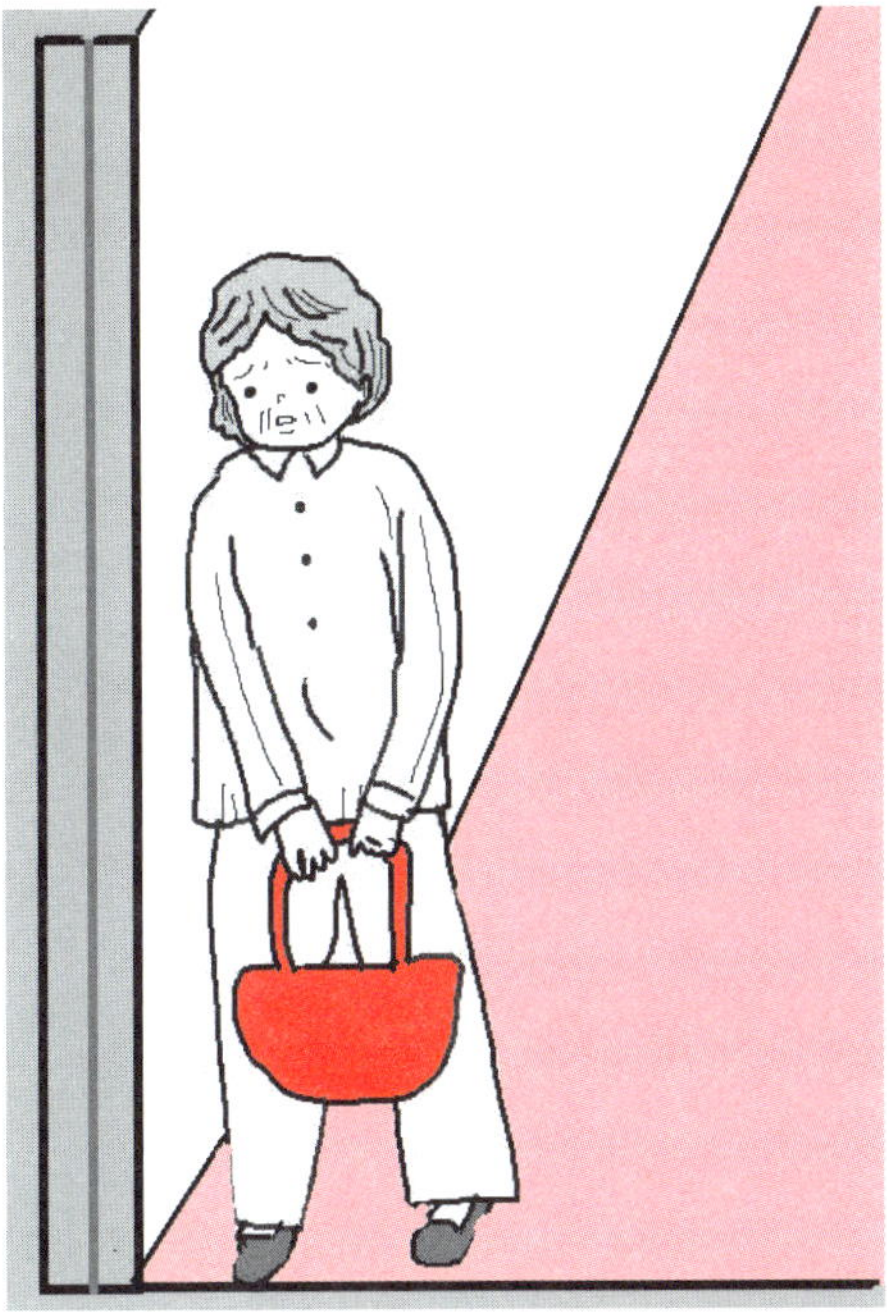

それ以降は、きれいなオムツを見える所に置き、トイレに行くタイミングで「パンツも替えましょうか」と声を掛け、後片付けをするようにしました。「うちに帰りたい」との訴えは続きましたが、同じケアを継続することで、穏やかに過ごすことができました。

入院という「人生の寄り道」を支援する

住み慣れた自宅で過ごしたい思いは誰にでもあります。しかしながら、さまざまな理由でそれがかなわない認知症高齢者は多く存在します。そうしたとき、わたしたちはどのように環境を整えたり関わっていけばよいのでしょうか。

こんな風に考えてみてはいかがでしょうか。わたしたちが「うち」以外で安心して休めるところを考えます。皆さんは電車の中などでうたた寝しませんか。なぜ知らない人の中でうたた寝ができるのでしょうか。

それは、①適度な温度、②心地よい持続音、③気になるにおいがしない、④目的地に連れて行ってくれるという安心感、⑤危険と思われる人物がいない、こんなことが理由ではないでしょうか。

わたしたちはその人の「うち」を提供することはできませんが、「心地よい電車の中」くらいでしたら提供できると思います。入院や入所という〝人生の寄り道〟で心地よい旅ができるように支援していきたいものです。

ケアのポイント

- 「帰りたい」理由を本人から聴き、受け止め、その上で必要な支援を考えます。
- 見当識保持のため、時間や場所（特にトイレ）は分かるように説明や表示を行います。
- 身体的苦痛があると疑われる場合、苦痛の緩和・除去の対処を行います。
- 環境的にも人的にも安心できる場所になるように整えます。

（上野優美）

認知症と呼ばれる老い人が「うちに帰りたい」と言うとき

通常は「認知症高齢者」とされますが、わざわざ「認知症と呼ばれる老《お》い人」と言い換えるには理由があります。それは、認知症を単にある個体内部に存在する病理的問題ではなく、その病理的問題を抱えた人と、その周囲にいる人とが一緒に生きる上で出会う人間関係上の困難ととらえた方が、ケアを工夫する可能性が広がるからです。「認知症と呼ばれる」と確認すれば、誰が誰をどういう意味や意図でもって「認知症と呼んでいる」のか、という反省が始まります。認知症に関わる問題や課題の多くは、「認知症と呼んでいる」側の人々が「認知症」を再考することで、希望につながる道が見えてくるのです。

「うちに帰りたい」と言うのは問題か

家を離れて寂しく不安になったときに、「うちに帰りたい」と思うのは、誰にも心当たりのある普通のことで、特段に問題として扱われることではありません。ただ、常識的に考えて、「うちに帰りたい」を言葉に出してよい場面かどうかの判断を問われるだけです。さまざまな理由で「帰りたいうち」がない方が、問題としては深刻です。わたしたちが「どこそこへ行く」と言った場合、「行った後で、うちに帰る」のは当たり前のことで、わざわざ意識することもありません。しかし、「うちへ帰れない」ときには、わたしたちは「行く」のではなく「さまよう」のであり、往還のない漂泊は身も心も痛めつけられる苦しい一人旅になるでしょう。まして「うち」の所在さえもが不明となれば、平安な暮らしは望みようもありません。「うちに帰れる」のは、人間らしく生きていく上で欠かせない条件なのです。

認知症によって、自分一人で生活することが難しくなり、誰かの手助けが必要になる場合、介護のための施設を利用することがあります。介護される本人の判断と選択というよりも、本人を介護する家族を支える意味が大きいといえます。

せっかくデイサービスやショートステイに行っても、利用時間の途中で「帰らせてもらいます」「もう、行かないといけません」と言って、スタッフの説明や制止にも応じず、施設から出て行こうとする情景はよく知られており、「帰宅願望」「夕方（たそがれ）症候群」と名付けられて対処が必要な問題行動とされています。時には、施設から家族の迎えや外泊を求められたりすることもあります。施設にとっても家族にとっても困った事態には違いないでしょう。

一方、施設を利用している人だけでなく、自宅で家族から介護を受けている人にも「うちに帰ります」という訴えは見られることがあります。介護する家族にとっては、自宅で言われたこと自体に困惑してしまいます。いったい、ここ以外のどこに「うち」があるというのでしょう。家から出て行けば、一人で帰って来られない人を追い掛けて行くしかありません。これも困った状況です。いずれの場合も、「うちに帰りたい」と言う本人が、周囲から容易には許されないことで怒り、悲しみの気持ちを強くします。そして、ますます周囲の人たちとの溝が深まってしまうのです。

このように、認知症と呼ばれる老い人が「うちに帰りたい」というときには、困った状況が引き起こされやすいので、問題として扱われますが、ちょっと踏みとどまって考え直してみましょう。問題と決めつける前に、「うちに帰りたい」というときに何が起きているのかを明らかにする必要があります。

「うち」の意味

「認知症の人と家族の会[*1]」の集まりで、認知症の母親を長年にわたって在宅介護している男性から話を聴いたことがあります。一度も施設に預けたこともなく、生まれ育った家で暮らし続けている母親が、不自由な身体で荷物をまとめて「うちへ帰る」と言い出したのです。何を言い出すのかと、不思議さを通り越して腹立たしさを感じましたが、「ここが母さんの家だろう」という説得はまったく効き目がありませんでした。仕方なしに、母の両手を引いて部屋の中をくるくる回って、「はい、お帰りなさい」と声を掛けたら、「ああ、そうか」と座り込んでくれたのです。叱っても説得しても駄目だと分かってから、いつもそうしてやり抜けていたそうです。

田舎の古い家で、父親も養子で来たから、母親にとっては家の環境は変化していません。正真正銘のわが家のはずなのに、「うちに帰りたい」と言うのはなぜか。

環境としての家は同じでも、本人と家族、特に介護してくれる息子との関係には大きな変化がありました。認知症で介護をされる立場になって、母親として一家を切り盛りしていたころの親子関係は逆転したのです。母の言いなりになって、部屋をくるくる回ってくれる息子から「お帰りなさい」と言われて、ようやく得心がいったのは、昔の息子の面影が再び見えたからなのではないでしょうか。「うち」というのは「家」だけではなく「家族関係」をも意味します。

筆者の勤務先の大学で、学生にとっての「うち」を尋ねたことがあります。ある学生は地方から大阪に来て下宿していますが、「うち」は故郷の実家だと言います。同じように下宿している学生は、「実家の私の部屋は父の書斎になってしまったので、今では下宿先が私のうちです」と言いました。親元を巣立ったと思う学生は、自分の生まれ育った家を「うち」とは呼ばないのです。家族との人間関係の変化が「うち」への認識を変化させていました。自分の居場所、ホームベースとしての「うち」が大切なのです。

「うち」を「今、ここ」にする

精神科医として認知症の精神病理を詳しく論じた小澤勲[*2]は、認知症の中期に「行く」「帰る」と言い募り、出て行こうとする人たちについて、「現在を逃れて、こころ安らかに矜恃をもって生きた過去に遊出しようとしている」「イメージの世界が現実の世界に置き換えられ、過去へのイメージの旅が現実世界の空間移動を希求する行動になる」と解釈を加えています。

そして、「認知症と呼ばれる老い人」とともに生きる人に、次のように助言しています。

「この人となら、今・ここで一緒に生きてもいい、そう思ってくれてはじめて彼らは今・ここに戻ってきてくれるのである。今・ここを生き生きと過ごせる場にすること、身の丈にあった生き方を発見する手助けをすること、これ以外にこのような行動に対処するすべはない[*2]」

認知症によって日々の暮らしに困難が続出し、自らの失敗におびえて周囲の人との関係が揺らぎ崩れ落ちようとする不安に必死に耐えている姿は、外から見ただけではうかがい知れません。人と人とが認め合い、お互いを大切にして生きる場こそが「うち」の安心感の源であることを再認識したいものです。

（西川勝）

【注／文献】

＊1　公益社団法人認知症の人と家族の会　〈http://www.alzheimer.or.jp/〉

＊2　小澤勲：痴呆を生きるということ．岩波書店：２００３．p．１４０．

3章

認知症高齢者の世界
―― 何が起こっているのか？

「ごはん、いりません」
「ごはん、まだいただいていません」

「ごはん、いりません」と言う人の事情

野々村さんの場合

野々村さん（71歳・女性）は自宅で一人暮らしをしていました。夫も子どももなく、遠くに親戚はいますが、野々村さんが家でどんな暮らしをしていたのか、詳しく知る人はほとんどいませんでした。

郵便はがき

1 1 2-8 7 9 0

105

料金受取人払郵便

小石川局承認

7172

差出有効期間
2018年5月31日
まで(切手不要)

(受取人)

東京都文京区関口
二ノ三ノ一

株式会社
日本看護協会出版会
編集部 行

ご住所□□□-□□□□ (自宅・勤務先) Tel - -		
フリガナ お名前	男性・女性	年齢 歳
ご職業 看護師・保健師・助産師・教員・学生・その他( )		
ご勤務先・学校名 ご所属部署・病床数 ( )床		
□学生 ( )年生 (1.大学院 2.大学 3.短大 4.専門学校 5.高等学校 6.その他) □教員 職歴( )年 (1.大学 2.短大 3.専門学校 4.高等学校 5.その他) 担当科目 ( ) □臨床 職歴( )年 (1.部長 2.師長 3.主任/副師長 4.スタッフ) □訪問看護師 職歴( )年 (1.管理職 2.所長 3.スタッフ) □資格 専門分野( ) 認定分野( ) その他( )		

☆今後の出版企画の参考に致しますので，下欄にご記入のうえご投函をお願い申し上げます．（抽選で粗品を進呈致します．）

■今回お買い上げいただきました書籍のタイトルは？

（　　巻・号）

■本書を何でお知りになりましたか？

1.書店店頭　2.病院の紹介　3.学校の紹介　4.知人の紹介
5.雑誌等広告：「看護」・「コミュニティケア」・「協会ニュース」
6.書評・紹介記事：媒体名（　　　　　　　　　　）
7.ホームページ：弊社・他社（　　　　　　　　　　）
8.学会展示　9.その他（　　　　　　　　　　）

■本書についておたずねします．

①本書の内容はあなたのご期待に応えられるものでしたか？
1.期待以上　2.期待どおり　3.まあまあ　4.期待はずれ
※理由を教えてください．

②本書の内容全般についてのご意見・ご感想をお聞かせください．

■本書以外に最近購入された看護関係の書籍タイトルは？

■今後，出版を希望される書籍のテーマ・内容は?

■弊社からの新刊案内等を希望されますか？

□メールによる新刊案内（月1回のメルマガ形式・プレゼント情報あり）等を希望する（E-mail:　　　　　　　　　　）
□希望しない

★ご愛読およびアンケートへのご協力ありがとうございました．弊社ホームページ（http://www.jnapc.co.jp）や広告などで，匿名にてご紹介させていただくことがございます．
★個人情報は厳重に管理致します．

1、2年前から、ごみを出す日を間違えたり、地域の会合に日にちを間違えてやって来るといった行動は目立っていましたが、家の中でどのように暮らしているかは誰も知りませんでした。ある日、民生委員が一人暮らしの高齢者を対象とした訪問で野々村さんを訪ねたところ、玄関で倒れているのを発見しました。野々村さんは救急車で病院に運ばれ、それがきっかけとなり、認知症であることが分かりました。

野々村さんが倒れた原因は、栄養失調と脱水でした。家の冷蔵庫の中には、期限切れのチーズなどがあったものの、靴下や眼鏡も入っていて、混乱していた状況が推測できました。

その後、野々村さんは認知症高齢者グループホームに入居しました。

病院ではほとんど口をきかず、食事は点滴と流動食でしたが、食道や胃腸に器質的な問題はなく、ごはんを食べられないという状態ではありません。

野々村さんが食事をとらない理由について、入院中は慣れない病院での生活のストレスのせいではないかと考えられていました。

グループホームでの野々村さんは、食卓に着くものの、食事には手を付けません。

盛り付けられた皿を見て渋い顔をし、「こんなもの食べられない」「豚のえさだ」とぼそぼそと言いました。箸も持たず、「ごはん、いりません」と言って、お茶だけを飲みます。

スタッフの働き掛け

食事をとらない野々村さんに対して、スタッフは次のような働き掛けを試みました。

①野々村さんの好みを確認する

スタッフが「野々村さん、お好きな食べ物は何ですか」と問い掛けると、野々村さんは「特に好き嫌いはありません。取り立てて食べたいものもありません」と言葉少なに、ぶっきらぼうに答えます。眉間にしわを寄せ、不機嫌そうな表情をしたままです。

②主食をさまざまな種類にしてみる

ごはん類だけでなく、パスタ、そば、うどん、焼きそば、パンなどさまざまなものを用意してみました。

麺類については「ミミズや蛇のようなものは食べられません！ ごはんはいりません」。パンについては「わたしは日本人です」と言い、口にしませんでした。

③食事の形状の工夫をする

食事はとりませんが、お茶などの水分は摂取するので、水分の種類を変えながら本人の好みを探りました。シチューやカレーなどの具をミキサーにかけたり、ゼリーを作ったりしながら、「飲む」ことができるような食事を出しました。

④口腔ケアの実施

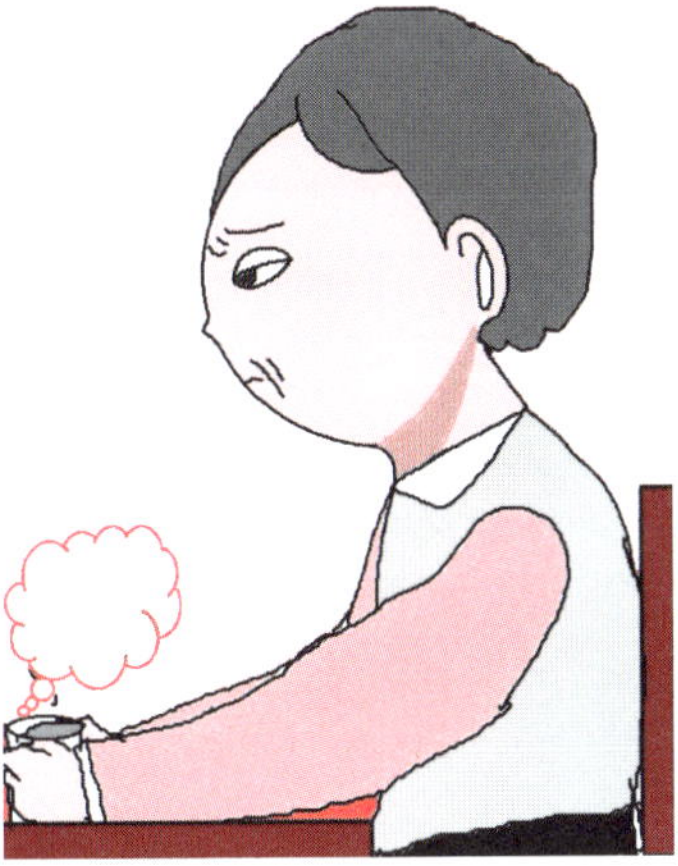

野々村さんのADLはほとんど自立していますが、声を掛けないと1日中部屋でじっと過ごします。そのため、食後に「歯磨きしませんか」「お口をすすぎましょう」とスタッフが声を掛けます。すると、野々村さんは「そんなこと分かっています」と答え、洗面所に行き、歯を磨きます。正確には、歯ブラシでブラッシングを

するというよりも水で軽くすすぐという様子です。

本来なら、スタッフが野々村さんの口腔についてもう少し観察したり、ケアをしたいところですが、まだ野々村さんの口の中を見せてもらえるほどスタッフとの距離が縮まっていないことから、まずは自分で口の中をすすぐことを徹底してもらい、もう一歩積極的なケアは少し様子を見てから行うことにしました。

⑤野々村さんの1日の過ごし方を観察する

「原因は食事だけではないかもしれない」と考え、1週間にわたって、1日の様子を徹底的に観察してみました。

野々村さんは、スタッフや他の入居者とのやりとりの中で、表情が動かず、ほとんど笑うことがありませんでした。また、リビングなど他の入居者との共有スペースで過ごす時間が少ないこと、日中も自室のカーテンを閉め切り、スタッフがカーテンを開けると、すぐに閉めてしまうことも分かりました。

また、野々村さんがカーテン越しに外を見る様子が変であることに気が付きました。誰もいないのに、外をうかがっているのです。

そして、食事のときには、じっと皿を見つめてぶつぶつと口の中で何か唱えているような様子が見られたりもしました。

野々村さんに対する周囲の反応

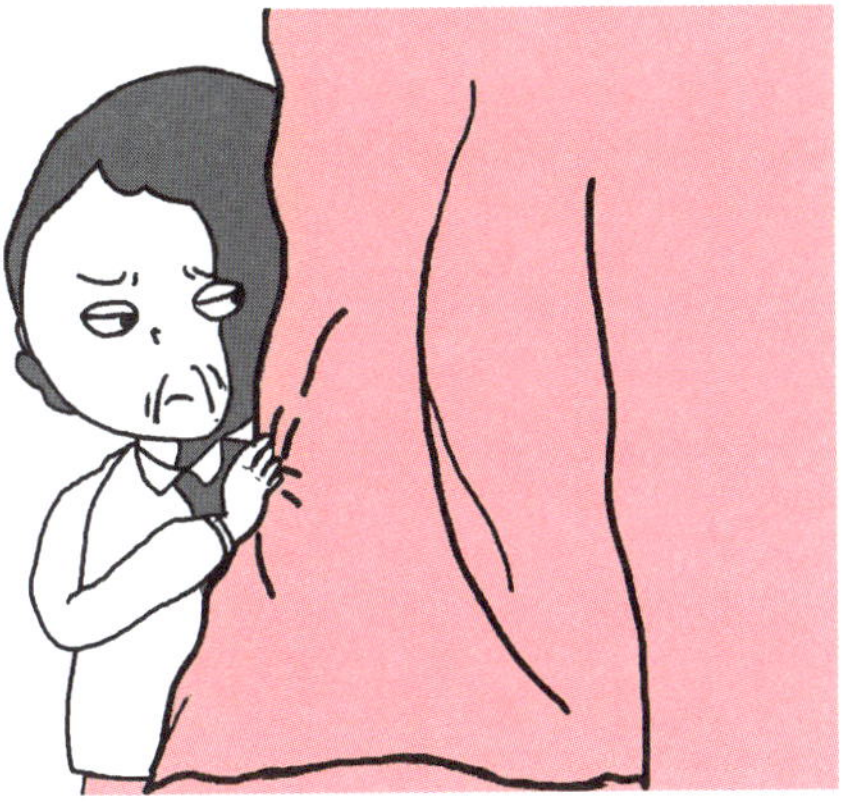

野々村さんの様子を見ていたグループホームの入居者の中には「ちょっと！　せっかく作った食事に手を付けないなんて、罰が当たりますよ」「何をぶつぶつ言ってるんだい。おかしな人だね！」と言う人もいました。野々村さんは黙っていました。お茶とスープを飲むと、さっさと席を立ち、自分の部屋に向かいました。

会話から明らかになった「食べない理由」

野々村さんの観察を通して、スタッフは「食事の時間が野々村さんにとって苦痛なものになっているのかもしれない」と感じました。

観察の結果とともに、あらためて野々村さんの生活歴、現在の様子、既往歴などを見直し、野々村さんと話す機会を増やしてみようと考えました。

とはいえ、入居したばかりで、一人で過ごしたいのかもしれません。「あまり焦ってはいけない」と思いつつ、野々村さんの気持ちを聴くために、お茶を持って部屋を訪ねました。

部屋の扉をノックして、野々村さんの返事を待っていると、少しして「はい」と声が聞こえました。

スタッフ「野々村さん、少しお話しさせていただいてもいいですか」

野々村さん「どうぞ……。お茶、持ってきてくださったの」

スタッフ「ええ。ご一緒してよろしいですか」
野々村さん「ええ。でも、難しいことは答えられませんよ」
スタッフ「算数の答えを聞きに来たわけではないので、安心してください」
野々村さん「(ごくわずかに笑って)そう」
スタッフ「ここ(グループホーム)にいらしてみていかがですか」
野々村さん「嫌なこともないけど、やっぱり家とは違う」
スタッフ「家は良いですか」
野々村さん「そりゃあ、自由だし気楽だもの。ここだと何をどうすればいいか分からないことも多いし」
スタッフ「分からなくて困っていらっしゃるの」
野々村さん「困るというか……。心配なの」
スタッフ「心配ですか」
野々村さん「いろいろな人が居るでしょ。目つきの悪い人も居るし」
スタッフ「嫌な人ばかりに思えるのですか」

野々村さん「良い人も居るのよ。あなたは良い人（笑）」
スタッフ「良い人？　そう思っていただけてうれしいです」
野々村さん「ふふふ（笑）。だって、あなたはわたしと丁寧に話してくれるもの。わたしね、〝目と言葉は心の窓〟だって思っているのよ。言葉遣いの悪い人、目つきの悪い人には心を開かないの」
スタッフ「わたしの小学校のころの担任の先生も〝目は心の窓〟っていつも教えてくれました。その言葉、懐かしいです」
野々村さん「まあ、良い先生に教わったのね。思い出の先生っているわよね。わたしもかわいがってもらった先生がいるのよ……」

口内炎や義歯の不具合の影響

こうして、野々村さんは少しずつ自分のことを話し始めました。その会話から「わたしは関西出身だから、関東風の味付けがちょっと苦手」ということや、最近、口の中に痛みがあることも分かりました。

口の中を見せてもらうと、口内炎が4～5個できていました。また、部分義歯の留め金が歯肉に当たっていて、これでは麺類をすすったり、堅いものは食べられないだろうと思われました。早速、訪問歯科を受診し、口内炎の治療や義歯を合わせてもらいました。

幻覚・幻視による影響

会話を進めていくと「ここに来てから、夕方になると、窓の外に知らない男の人が立っているのが見える」ということも分かりました。野々村さんは、部屋の窓から見える木が男の人に見えていたようです。ちなみに、ごはんにも黒い虫がいるように見えていることも分かりました。このため、認知症専門外来を受診し、幻視・錯視に対する服薬療法も始めました。

やがて、野々村さんは徐々にごはんを食べられるようになり、他の入居者と冗談を言うほどになりました。

野々村さんの体験世界とは

●「食べない」ことで発するメッセージ

野々村さんが「ごはん、いりません」と言い、食事をとらなかったとき、一体何が起きていたのでしょうか。

自分のペースで過ごしてきた野々村さんにとって、突然の入院やグループホームへの入居は、知らない人や物に囲まれ、右も左も分からない環境に置かれた不安や緊張の表れだったのかもしれません。

初めての環境に置かれたとき「ここはどこですか」「何が起きているのですか」「何をどうすればいいでしょう」などと問い掛け、状況を理解しようと努める方法もありますが、野々村さんはそういったことをしていません。

むしろ、「食べない」という形でメッセージを発信しているかのようです。出されたものを「豚のえさ」とネガティブな表現をしているところから、「ここは快適な場所だと思えない」という否定的なメッセージを伝えようとしているように思えます。

また、口内炎や義歯が合わないことによる痛みにより、食べたくても固形物を口に入れられない、かめないといった身体的な問題が生じていました。知らない場所で、頼れる人が誰かも分からない状況で、体が痛ければ孤独や不安が助長され、誰かを受け入れる余裕がなくなっていくことは想像できます。

さらには、幻視・錯視といった不快な症状も「ごはん、いりません」の大きな要因であったといえます。

こうした野々村さんの世界をスタッフが知ろうとしなければ、野々村さんは他の入居者から変人扱いされ、口腔内の痛みと、幻視による「知らない男の人に生活をのぞかれる恐怖」を感じながら暮らさなければならなかったでしょう。さまざまな角度から野々村さんを見つめ、野々村さんが話してくれる機会を逃さなかったことが、野々村さんの世界を知るきっかけとなったと思います。

影山さんの場合

影山さんは76歳で、アルツハイマー型認知症です。病状はかなり悪化しており、居間でデイパンツの中身をむしったり、ズボンを頭からかぶって着ようとしたかと思えば、反対に、衣類を脱ごうとするといった行動が目立ってきました。

影山さんは食事のとき、座席が分からずうろうろしています。「ここに座りましょう」とスタッフが声を掛けると「はい」とにこにこして返事をするものの、椅子には座らず、椅子を持ち上げて運ぼうとするなど、コミュニケーションも難しくなりつつあります。

●「皆さんがいただいてください。ごはん、いりません」

ある日、食事が始まってもはしを持たず、両手はひざに置いたまま、他の入居者の食べる様子をにこにこして見ていました。

スタッフが「影山さんも食べましょうよ」と声を掛けると「はい、はい」と返事をしますが、手は相変わらずひざの上に置いたままです。スタッフが再び食事を勧めると、「先生方（影山さんはスタッフをそう呼びます）、どうぞ」とごはんやおかずの皿をスタッフの方に差し出します。そして、「わたしはいらないよ。ごはん、いりません」と言います。

影山さんは数カ月前から、湯のみ茶碗にごはんやおかずを入れて混ぜたり、テーブルクロスの模様をはしでつまむなどのしぐさが増えていました。それでも自分で時間をかけながら、ごはんを食べていました。

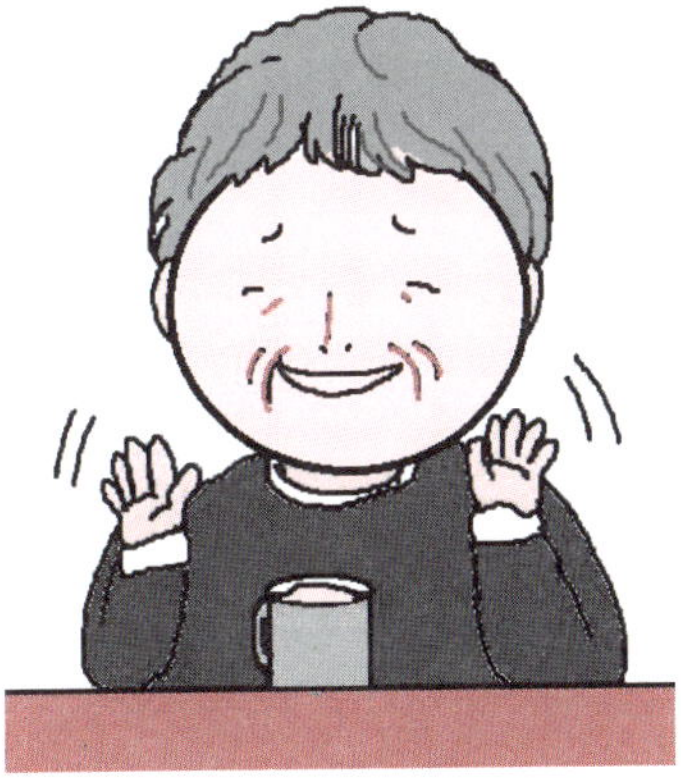

しかし、今日は違います。周りの人がごはんを勧めれば勧めるほど、かたくなに「結構ですよ～」「皆さんがいただいてください。ごはん、いりません」と答えるのです。

●影山さんに対する周囲の反応

同じテーブルに居た他の入居者は「影山さん、食欲ないの」と気遣ったり、「遠慮しないで食べちゃえば」と声を掛けたりしています。皆、影山さんに食べてもらいたいという思いで声を掛けますが、周りが声を掛ければ掛けるほど、影山さんはお皿を自分の体から遠ざけ「いいですよ～」と笑っています。

こうした影山さんを見て、そばにいたスタッフが「いつも影山さんにはお世話になっているから、今日はわたしがちょっとお手伝いしますね」と言い、さりげなくごはんを一口分、影山さんの口に運びました。そして、影山さんの右手にはしを渡しました。すると、影山さんは口をもぐもぐさせ「悪いですねえ。いただきます」とごはんを食べ始めました。次は、自分ではしを持ち、動きが止まることなく、滑らかにごはんを口に運びます。

「ごちそうさまでした」

影山さんはにこにこしてはしを置きました。食事は全て食べています。

影山さんの体験世界とは

●「ごはん、いりません」は影山さんのSOS

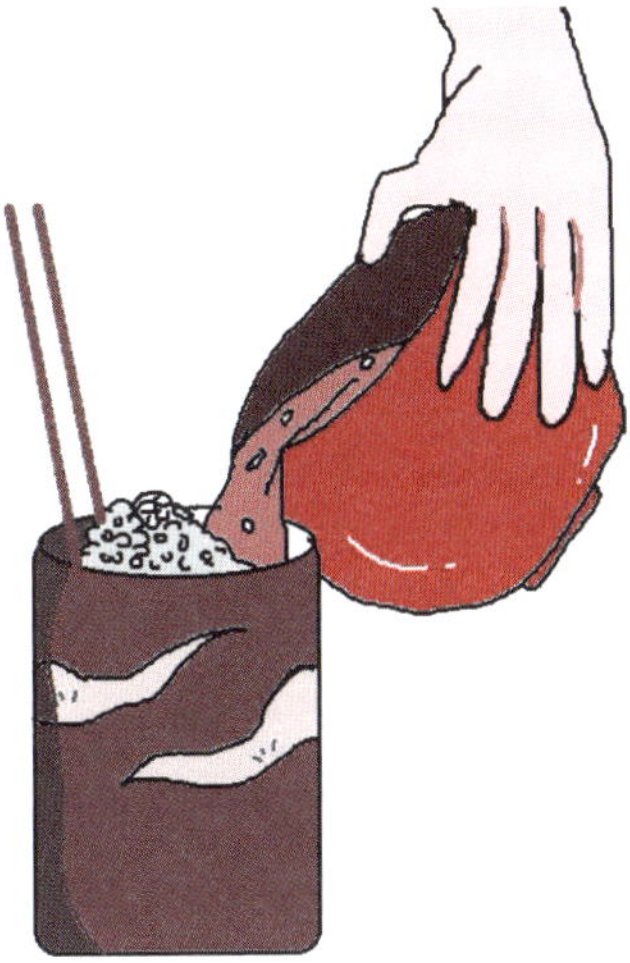

影山さんが「ごはん、いりません」と言ったのは、食欲がないわけではなく、遠慮していたわけでもありません。はしをどう持てばいいのか、ごはんをどのように口に運べばよいのか、分からなくなっていたのです。また、周囲の声掛けも、影山さんにとって「意味ある助言」とはならず、余計に混乱させる音になってしまっていたようです。

スタッフが影山さんの口に一口だけごはんを入れ、右手にはしを持ってもらったことで、影山さんの「食べる」行動を目覚めさせ、食べる動きへとつながったのではないでしょうか。

認知症が進んだ影山さんが「ごはん、いりません」と発した言葉は、自分でごはんを食べることが難しくなったサインであり、「目の前にあるはしをどのように持てばいいのか、どのように動かせばいいのか分からない」というSOSだったと考えられます。

●プライドを尊重する一言が行動を変える

影山さんも前述の野々村さん同様、「はしの使い方が分かりません。どうすればいいでしょう」と周囲に聞くという方法をとることができずにいます。言葉が出てこないのかもしれませんし、心の奥底に「こんなこと聞けない」「恥ずかしい」という思いがあるのかもしれません。

影山さんの心の奥底は分かりませんが、職員の「いつも影山さんにはお世話になっているから、今日はわたしがちょっとお手伝いしますね」という声掛けと、一口分だけ食べる援助をしたことが効果的であったことは確かです。

まず、「お世話になっているから」という言葉があることで、「食事はいらない」と言っている影山さんにスタッフが働き掛ける理由が、本人とその周囲の人に伝わります。それは影山さんのプライドを尊重する一言だったといえるでしょう。

また、食事を全て食べさせたとしたら、食事量は確保できたかもしれませんが、その後の影山さんが「自分で食べる」という前向きな行動は引き出せなかったと思います。

体が覚えている記憶を引き出す

スタッフが影山さんの口に運んだのが一口分だったことも、ポイントだったのではないでしょうか。一口分の動きが、「ああ、こうすれば食べられるんだ」という体が覚えている記憶を引き出すきっかけになったのだと思います。

このように病状の進行状況をとらえ、必要な量のケアを必要なときにすることで、影山さんの「分からない」「困った」という世界に照準を合わせ、持っている力を引き出せたのではないでしょうか。

（堀内園子）

「ごはん、まだいただいていません」の言葉に隠された思い

白神さんの場合

楽しい昼食の後、「ごはん、まだいただいていません」

グループホームに入居して約２週間が経過した白神さん（74歳・女性）。昼食の献

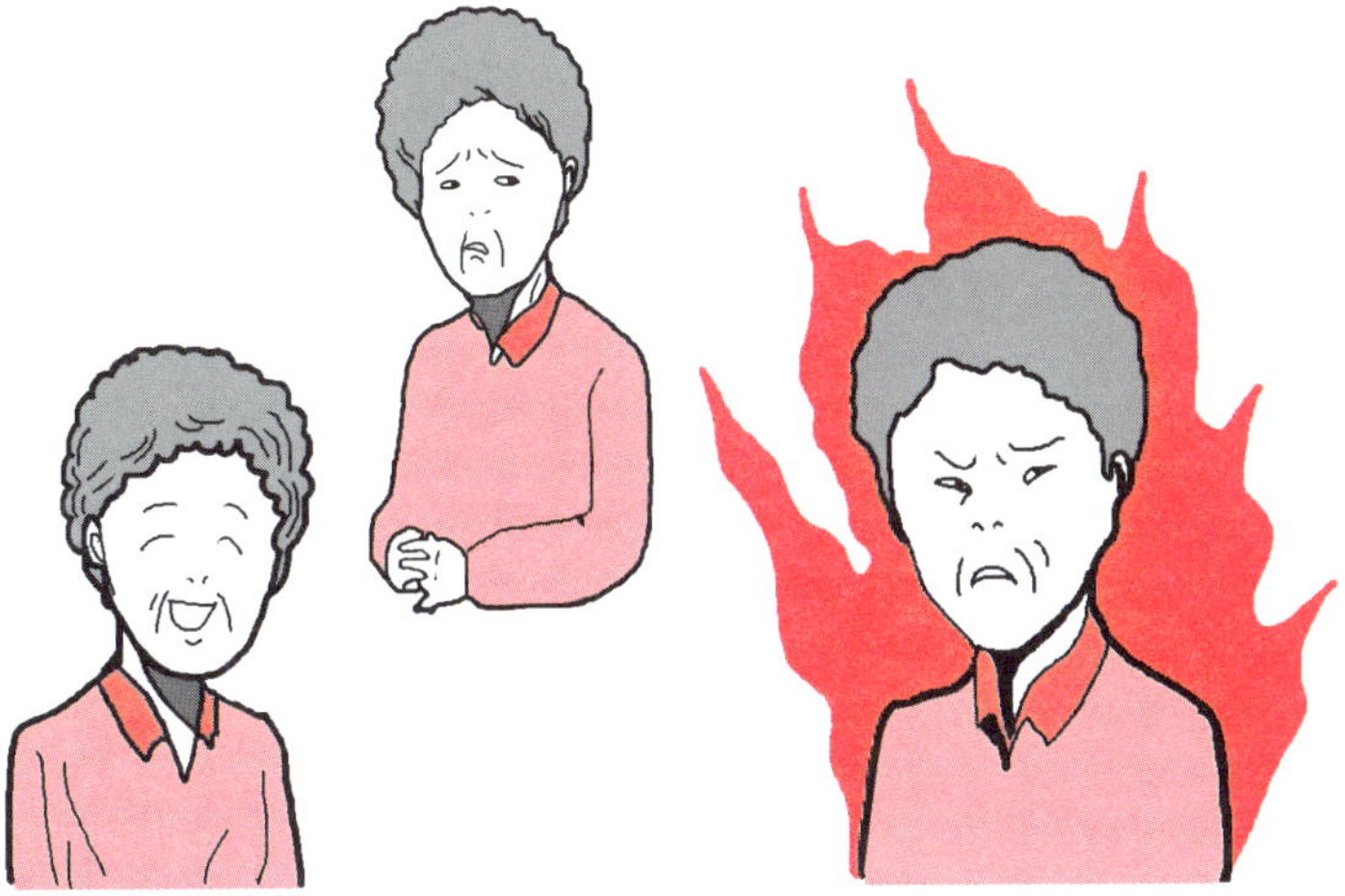

立を見て「今日はわたしの大好物の天丼！」と大喜びしました。

アルツハイマー型認知症と共に、高血圧と高脂血症、糖尿病の合併症がある白神さんは、カロリー計算をしており、天丼を食べるのは久しぶりです。同じテーブルに着いた仲間には「天丼は、新婚のころに夫とよく食べた思い出の味なんです」とのろけ話も披露し、楽しい昼食の時間を過ごしていました。

ところが、下膳を済ませて、みんなでお茶を飲もうというころになると、そろそろとスタッフの方へ近づき、「あの…わたし、ごはんまだいただいてないんですけど……」と表情を曇らせて言いました。

先ほど、共に食事をしていた入居者が振り返って、白神さんに「ヤダ、みんなで食べたばかりじゃないの」と伝えると、「え、食べた？ わたし、いただいていませんよ。皆さんは召し上がったの」とキッと相手をにらみます。

にらまれた入居者は「あんなに〝おいしい〟って言ってたくせに！ アンタ頭どうかしているんじゃないの」と負けずに答えます。

笑顔は吹き飛び、怒りの表情へ

白神さんの表情は、最初の「ごはん、いただいていません」という困ったような表情から、攻撃的な表情へ変わっています。すかさずスタッフが間に入り、「白神さんおなかすいたのですか」と尋ねます。

白神さんは「ええ。だって、わたしだけいただいていませんもの！」

白神さんの顔から食事のときの笑顔は吹き飛び、怒りがあらわになっています。まるで別人のようです。もしここで、あらためて「白神さんはごはんを食べましたよ」と伝えたなら、「食べてない」「食べた」という激しいやりとりへと発展していたでしょう。白神さんは「ごはんをいただいていない」と確信しているのですから。

1杯の紅茶が心を和らげる

スタッフは、「白神さん、こちらにいらして」と声を掛けながら、他の入居者と距離がとれるようにしました。さらに、「不快な思いをさせてすみません」と白神さんに伝え、椅子に座ってもらいました。少ししゃれたカップとソーサーに温かい紅茶を注いで持っていき、「まずは1杯、お茶を召し上がって」と白神さんに勧めました。

白神さんは、紅茶のカップを見て「まあ、きれい。悪いですねえ」と言い、一口飲みました。

「おいしい！」そう言った白神さんの表情は心なしか和らいだように見えます。

スタッフは「白神さんにそう言っていただけて、うれしいです。紅茶はお好きですか」と話し掛けました。

白神さんは「紅茶は好きですよ。それにこんなすてきなカップで入れていただいて！

気分からしておいしく感じます」とほほ笑みました。

「それは良かったです。わたしも一緒にいただこうかな」とスタッフが言うと、「ぜひそうしてください。わたしだけぜいたくしちゃ申し訳ないもの」と白神さんはスタッフが一緒に座れるよう、椅子をずらしました。

スタッフが「3時のおやつには、おいしいものを作りますからね。白神さんは甘党ですか」と尋ねると、「そう。甘党なんです。でもねえ、病気もあるから控えなくちゃいけないのよ～」と答えます。

さらに、スタッフが「わたしも甘いもの好きなんだけど、肥満が心配で。我慢しているんですよ」と言うと、白神さんはスタッフを見ながら「やだあ～。肥満なんてことないわ。十分スマートですよ。我慢なんてしないで大丈夫ですよ」と笑顔で言いました。

およそ20分程度、白神さんはスタッフと話をしました。ごはんを食べたか・食べないかという論争は、どこかに追いやられたかのようです。

紅茶を飲み終えると、白神さんは自分とスタッフが使ったカップとソーサーをシンクに持っていき、洗ってくれました。スタッフが「すみません。ありがとうございます」と言うと、「お礼なんていいんですよ。わたし、こういうことが好きなんですから」と笑って言いました。

白神さんの体験世界とは

下膳の場面を振り返る

白神さんが落ち着いた後、スタッフは先ほどの下膳の場面を振り返りました。白神さんよりも長くホームで暮らしている入居者は、手慣れた様子で食器を片付けていきました。その横で、白神さんはどことなくぎこちない感じでした。白神さんは入居して間もないこともあり、片付けの段取りが分からず、困っていたのかもしれません。

白神さんが茶碗を重ねて、台所に運んでいこうと立ち上がると、他の入居者が「あなたはここに座っていればいいよ。後はわたしがやるから」と白神さんの食器を片付けてくれました。声を掛けたその入居者には悪気はなく、親切心からと、「食器の片付けは自分の役割」という気持ちから声を掛けたようでした。

白神さんは座席に座り、他の入居者やスタッフが下膳するのを見ていました。いえ、正確には、そのとき白神さんがどんな様子だったかをスタッフははっきりと思い出せませんでした。食後の片付けや、体を思うように動かせない他の入居者の食後の口腔ケアなどに追われ、白神さんにあまり関心を払っていなかったのです。

●「いただいていない」のは「ごはん」ではなく「役割」

他の入居者が自分なりの役割を持って動いている時間に、ただじっと座って見ていなければならないということに対して、白神さんは思うところがあったのではないでしょうか。

白神さんは長年主婦として家事をこなし、夫の言葉を借りれば「理想の妻」「理想の母」だった人です。食事という生活場面で、自分だけが何もせずに見ていなければならないもどかしさが「ごはん、まだいただいていません」という訴えにつながり、

「わたしだけいただいていませんもの！」という言葉につながったようにも思えます。

「まだいただいていません」というのは、「ごはん」ではなく、「役割」であったのかもしれません。

この日から、白神さんには食事の際にはテーブルを拭いてもらったり、配膳や下膳をお願いするなど、白神さんが他の入居者と共に滑らかに動けるような声掛けや環境づくりを積極的に行いました。食事場面はもちろんですが、掃除、洗濯など生活全般においてもそのようにしていきました。

それ以降、白神さんは「ごはん、まだいただいていません」と訴えることがなくなり、グループホームのムードメーカーとなったのです。

御影さんの場合

●入居時からの経過を追う

御影さん（76歳・女性）はアルツハイマー型認知症で、前出の白神さん同様、グループホームに入居して間もないころに「ごはん、まだいただいていません」という言葉を発していた人です。しかし、御影さんは次の3点において、白神さんと異なっていました。

①白神さんより病気が進行していた（グループホーム入居前に、家の廊下で放尿したり、独語があるなど）。

②「ごはん、まだいただいていません」という訴えが1カ月半続いた。

③食事のこと以前に、入居直後から何らかの訴えをしており、それらが少しずつ変化して「ごはん、まだいただいていません」という訴えに至った。

それでは、御影さんの入居時からの訴えと様子を経過を追って考えながら、御影さんに起こっていることを探っていきましょう。

入居直後

「うちに帰りたい」と訴える

「わたし、そろそろうちに帰らせていただきます」と赤いバッグを持って、外出しようとしていました。「泊まるつもりで来なかったんです。うちに帰ります」と訴えていました。

しかし、スタッフが「お夕飯をこちらで召し上がっていってください」と伝えると、「え、ごはんいただけるんですか。すみません」と意外とあっさりホームにとどまり、食後、御影さんに処方された薬をスタッフが渡すと「まあ、ここはいい所ですね。お薬までいただけて」と話しました。

こんなことの繰り返しが3日ほど続きました。

入居から3日後

「おなかが減って仕方ない」と言うようになる

入居直後から大きく変わったのは、それまでグループホームのトイレに入った後、水を流せずそのままにしていた御影さんが、トイレのレバーを使って水を流せるようになったことです。

そもそも御影さんは、自宅ではトイレではなく床に放尿していたのですから、これは大きな進歩といえました。また、「家に帰りたい」という訴えから「迎えが来るまで、ここで暮らしていいですか」という確認に変わりました。こうした様子から、グループホームの生活に少しずつ慣れてきたように思えました。

一方、このころから、「おなかが減って仕方ないんです」という言葉が繰り返され

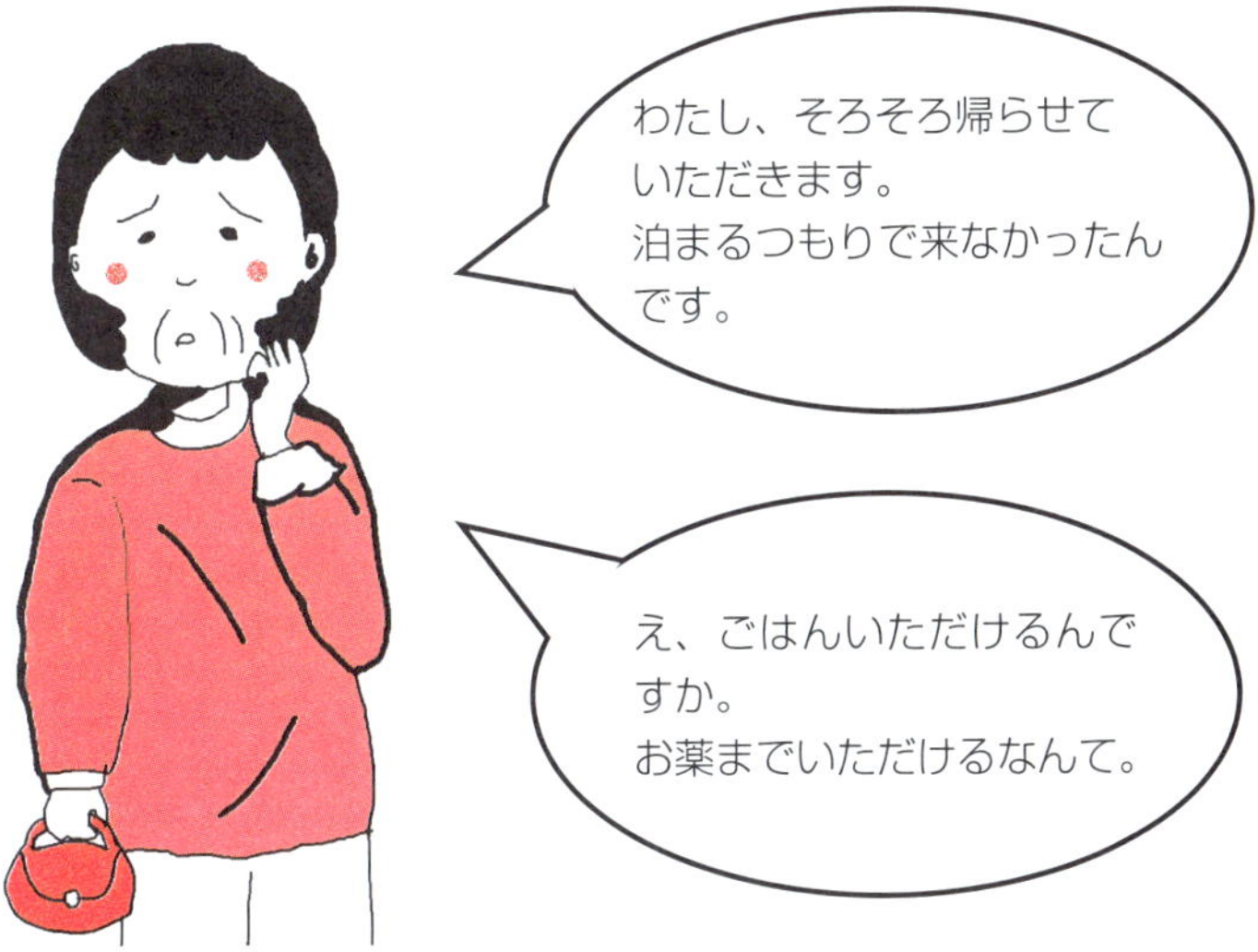
わたし、そろそろ帰らせていただきます。
泊まるつもりで来なかったんです。
え、ごはんいただけるんですか。
お薬までいただけるなんて。

るようになりました。「おなかが減る」と御影さんは言っていますが、三食、おやつもしっかり食べています。

この訴えに対しては「お夕飯においしいものを作りますから楽しみにしていてください」とか「おやつを一緒に作りましょう」といった声掛けをし、散歩をしたり、洗濯物をスタッフと一緒に畳んだりする中で、さほど強い訴えとはならず、納得しているようでした。

入居から1週間が経過

●激しい口調で「ごはん、いただいていません！」

グループホームについて「ここはわたしの家だから安心」と表現するようになっていました。困ったような表情も減り、笑顔で過ごしている時間も増えました。ところが、午後1時ごろと夕方4時ごろになると「わたし、まだごはん、いただいていません」と言うのです。具体的には次のような言葉です。

「わたし、ごはんいただいていないんです」

「ここはわたしの家なのに、朝からごはんをいただいていません！　水くらいください」

「わたし何もいただいていません。おなかがすきました！」

こう訴える御影さんは、いつもの陽気な感じから一変、かなり不機嫌で怒っていま

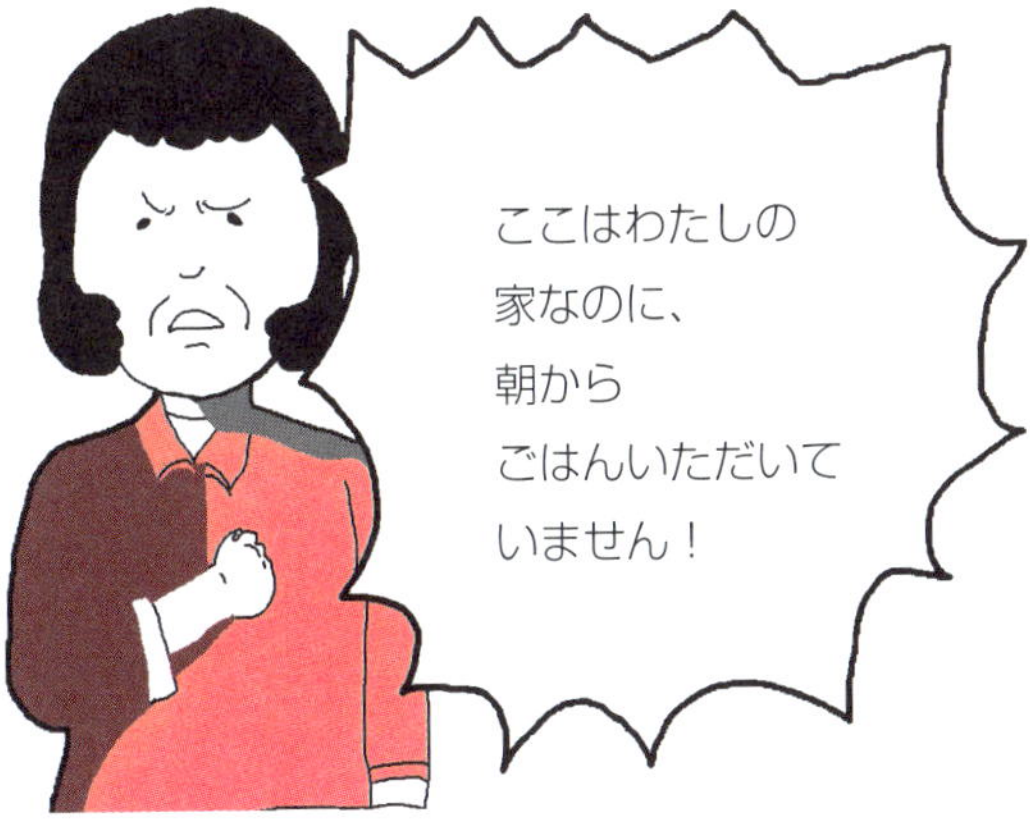
ここはわたしの
家なのに、
朝から
ごはんいただいて
いません！

す。グループホームでの暮らしに慣れてきたと思われた御影さんから、激しい口調で言われ、しかも「朝から」「ごはんいただいていません」「水くらいください」と他の人が聞いたら「なんてひどい仕打ちを受けているのだ」と思うような内容です。いったい何が引き金になって発せられている言葉なのか、訴えの前後で何か不愉快なことがあったのではないかとスタッフも考え込みました。

前述の白神さんのように、グループホームの中で自分の役割や居場所に対する「いただいていません」ではないだろうかなど、いろいろと考えました。

しかし、なかなか思い当たりません。原因を究明しながらも、目の前で「ごはんまだいただいていません！」と怒る御影さんに応じる必要があります。

スタッフの対応

当初は、次のように対応しました。

①食事を準備しているときに訴えがあった場合

「今、おいしいごはん作っていますよ」と答え、御影さんにもエプロンを着けてもらい、料理を手伝ってもらいます。そうすることで、「食べられる」という保証が得られ、安心できるのではないかと考えたのです。

これは割と的を射たようで、御影さんは喜んでエプロンを着けて準備をしてくれました。味見と称して、つまみ食いもありましたが……。

②食べた直後に「まだいただいていません」という場合

御影さんは糖尿病などの生活習慣病もないので、「まだいただいていません」と怒っているときには塩あめを1つ渡します。題して「塩あめ作戦」。

しかし、この作戦は効果的ではありませんでした。御影さんに塩あめを渡すと、舐めるのではなく、ガリガリとかんであっという間に食べてしまうのです。1分と経たないうちに「もう1つお願いいたします」と丁寧に言い、片手を出して、塩あめを要求します。塩あめを渡す↓口に入れてガリガリとかむ↓「もう1つお願いいたします」……というサイクルの繰り返しです。どうやら御影さんは食物を口に入れ、かみ、のみ込むという一連の動作をしないと満足できないようでした。

そこで、塩あめ作戦は中止し、代わりに小さな一口サイズのおにぎりを作り、「おなかすいた」と言うときには、それを1つ渡すようにしました。

「おにぎり作戦」は、御影さんにとって塩あめよりも満足なものだったらしく、おにぎりを1つ口に入れると、もぐもぐと食べ、にっこりしました。

「わたし、ごはんいただきましたっけ」に変化

「まだいただいていません」と激しく訴えることはなくなりましたが、おにぎり作戦開始から1カ月半後……。御影さんの体重は5kgも増加してしまいました。

「このままおにぎりをあげていては、御影さんが肥満になってしまう」とスタッフ間で話し合い、おにぎり作戦の代案を考えることにしました。しかし、おにぎり作戦

があまりにも「まだいただいていません」に対して有効だったため、にわかに良い案は浮かびません。

そのときです。御影さんが、いつものようにスタッフのところにやって来て「わたしごはん……」と言いかけました。

スタッフはドキッとしました。けれど、御影さんの口から出た言葉は「わたし、ごはんいただきましたっけ」という質問でした。

初めて聞く言葉に、スタッフは驚いたものの、「ええ。さっき召し上がりましたよ」と答えました。すると、御影さんは「ああ、やっぱり。そうですか。すみません」と照れたように笑い、何事もなかったかのように他の入居者に誘われ、洗濯物を干しに行きました。

御影さんの体験世界とは

一体、御影さんに何が起きたのでしょうか。推測ですが、わたしたちは御影さんの要求に対し、できる限り誠実に一回一回応えた結果ではないかと考えています。塩あめが良かったとか、おにぎりが良かったとか、そういうことではなく、御影さんの「おなかがすいた」「ごはん、まだいただいていません」という訴えに対し、御影さんの満足することを考え、それに繰り返し応えたことが良かったのではないでしょうか。

最初のうち、御影さんにとって、グループホームのスタッフは「ごはん、いただいていません！」と一方的に要求するだけの敵対的な相手だったのかもしれません。しかし、日々の関わりの中で、「ごはん、いただきましたっけ」と自分が食べたか否かを確認できる相手へと変化し、「召し上がりましたよ」と言われたら「ああ、やっぱり」と納得できる相手として認めてくれたのではないかと思うのです。

食事は人間にとって命をつなぐ大切なものであり、生活の中の楽しみでもあります。その重要なものを「いただいていません」と言うからには、やはりその人にとって重要なものが失われているか、満たされていないことを示すのではないでしょうか。

（堀内園子）

食事を楽しみ、生活を豊かにするケア

認知症の人が、まだ食事を食べていないのに「ごはん、いりません」と言うことがあります。このとき、認知症の人には何が起こっているのでしょうか。

食べることは楽しみや生きがい

田中[*1]は、『食べること』をイメージする場合、ほとんどの人が『おいしいものを楽しく』とか『今度は○○のステーキが食べたい』とか『○○の名物はおいしい』など、楽しいことばかり浮かぶ」と述べています。そして「『食べる』ということは、人との出会いや友だちや家族との間で安らぎを覚えたりする」「家庭や名物の味わいや土地柄に触れたりするなど、限りない期待と喜びと行動の広がりがある」とも指摘しています。

日本人であるわたしたちの場合、食器に美しさを感じたり、「横浜の中華街のシューマイがおいしい！」などと、食事を通してその土地の名物やそのときの思い出がよみがえることがあります。また、「食べられなくなったらもうおしまい」「食べられないなら死んだ方がまし」と考える人もいます。このように「食べる」ということは、その人の楽しみや生きがいにも通じるものと考えます。

「食べる」という行為に必要なこと

何かを食べるときは、まず「目で見る」「においをかぐ」ことで食べ物と認識します。

その上で「食べたい」と脳が反応します。そして、「食べる」ために手洗いをしたり、必要な道具を準備し、椅子に座るなど食べる姿勢を整えます。この過程のどこかに障害が起きると、「食べる」という行動に結び付いていきません。

病院では「緊急入院をして、食事がとれる状態になっても食べない人がいる」との相談を受けることがあります。ある患者さんの食事は重湯から開始しましたが、全く口にしませんでした。「どうして食べないのですか」と聞いてみると「入れ歯がないから」と答えました。たとえ咀嚼が必要のない食事形態であっても、食事のときは入れ歯を装着するのがその患者さんの習慣であり、食事の準備だったのです。この習慣を踏まえて、家族に入れ歯を持ってきてもらってからは、食事をとるようになりました。

また、実際に口に入れて飲み込むまでの過程、つまり嚥下機能に障害があっても「食べる」という行為ができなくなります。脳血管疾患などによる運動障害や感覚障害、味覚の変化、また全身状態が不良であれば、歯肉や舌などにも炎症があるかもしれません。認知症高齢者は言葉でうまく表現できないことがあります。本当は「舌が動きにくい」「かむと痛い」などの症状を伝えたくても、言葉として「もう食事はいりません」「食事はいただきました」などと表現してしまうこともあるのです。

認知症の人が「食事はもういただきました」と言う背景には、「食べる」という行為の何かに障害が起きている可能性があります。従って、何が障害になっているのかを見極めて支援していくことが大切になります。

認知症の中核症状から「食べられない」理由を考える

●失認

認知症の中核症状に「失認」があります。目や耳、舌などの感覚機能に異常はないのに、その物体などを認識できない障害です。この場合は食べ物を「食べ物」と認識できないため、「食べる」という行動を起こせなくなっています。食事の形態を変えたりなじみのある食材にしたりする工夫や、「これはお魚ですね」と説明することなどに取り組んでみましょう。

失行

次に、「失行」があった場合はどうでしょうか。「失行」とは、運動機能に障害がないのに、身体を動かす一連の動作がとれないことをいいます。「食べ物」と認識できても「食べる方法」が分からないため、食事ができない状況が起きることが考えられます。この場合は、〝食事のお手本〟になる人と一緒に食事をとってもらったり、ジェスチャーで伝えることが手助けになります。

また、判断力が低下するため、どれから食べたらいいのか分からなくなったり、空間認知の障害で上手に食べ物をすくったりできなくなることもあります。どれを選んだらいいか分からない場合には、お皿を一つひとつ渡したり、丼風（全て混ぜるということではない）においしそうに盛り付けすることも、迷わず食事をとることができる方法の一つです。

失語

認知症の中核症状には「失語」という言語機能の低下もあり、認知症が進行するにつれ会話の語彙が少なくなります。そのため、言葉で表現することが難しくなります。以上に挙げたように、認知症の中核症状によって食事をすることに支障を来し、混乱を招いて「食事はもういただきました」との言葉に変わる可能性もあります。どのような中核症状が現れているのか、何に障害を感じているのかをアセスメントし、その人の生活歴なども踏まえながら支援を考えていくことが大切です。

本来のその人らしさを引き出す

山崎さんの場合

山崎さんは80歳代の女性。肺炎で入院しており、認知症と診断されています（いつの診断か不明です）。幼少期に両眼を失明しています（原因は詳細不明です）。

山崎さんは、肺炎の症状は改善したものの、「結構です」「もういただきました」と言い、一向に食事をとりませんでした。しかし息子が来院する夕方の食事だけは、息子の介助で食事をしていました。ある日、「なぜ召し上がらないのですか」と聞くと、「恐ろしくて食べられない」と言うのです。「どうして恐ろしいのですか」と尋ねると、「関東大震災が起きて、命からがら逃げてきたのに、こんな知らない所に閉じ込められて」と言いました。それを聞いて「なるほど、そうだったのか」と理解できました。

山崎さんは認知症のため、記憶があいまいです。そして目も見えません。そんな山崎さんにとって、今回の入院はとても大きな出来事だったと考えられます。そして山崎さんは大震災だけでなく戦争も体験しており、「ものが無い時代」も経験しています。そういった苛酷な状況の中で目も見えないとなれば、自分では何か分からないものを「食べなさい」と強いられるということは、どんなに恐ろしく不安だったでしょうか。

そこで、山崎さんに「地震は本当に怖かったですね」「わたしも命からがら逃げてきたんです」「ここでは皆さんで助け合って食事を作っています。これもわたしが作ったので、おいしくないかもしれませんが、少しでも召し上がっていただけませんか」と伝えてみました。すると表情も柔らかくなり、「まあ、あなたも大変でしたね。そうでしたか。それでは少しいただきましょう」と食事を食べてくださったのです。

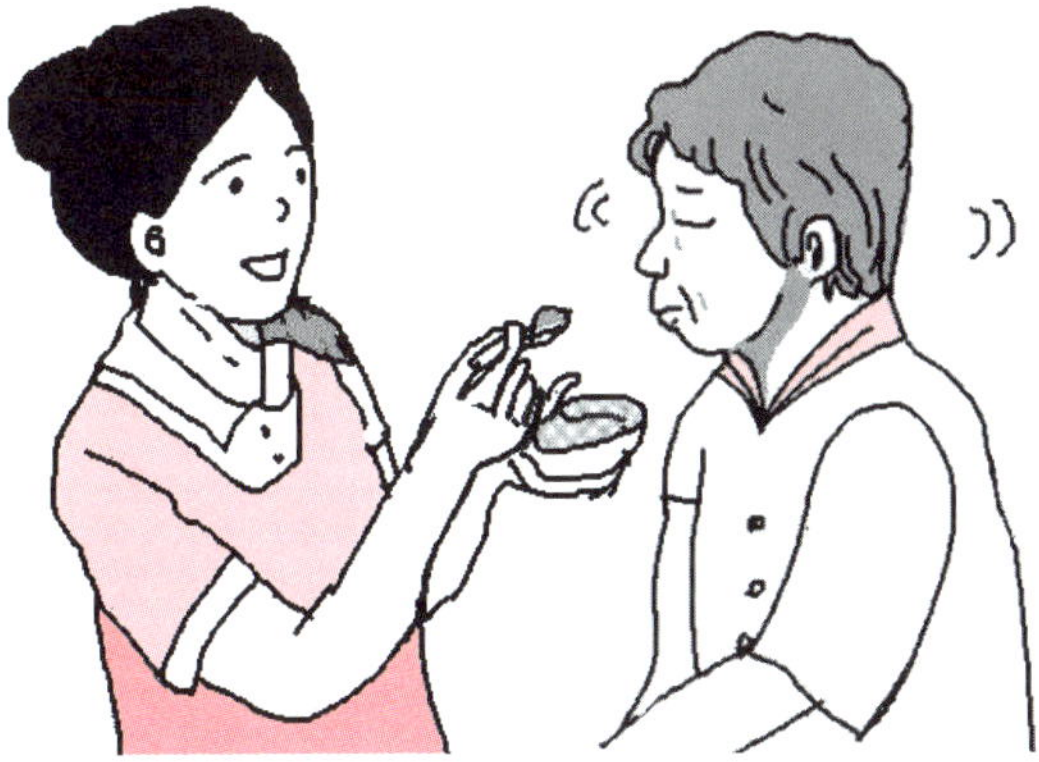

気持ちに寄り添い信頼関係を築く

認知症高齢者は、記憶障害により古い記憶にタイムスリップしていたり、現状が理解できないときに過去の記憶で補おうとしたりすることがあります。山崎さんの場合も、入院という出来事は記憶の中から想起することができなかったため、過去の大きな出来事の「地震」に結び付けて処理をしていたことが推測されます。

まずは本人にその意味を聞き、そのときの気持ちに寄り添い信頼できる人間関係を築くこと、そしてその時代や状況に合わせた声を掛けることが大切です。今回の事例でも、恐怖に共感して状況を説明することで、山崎さんは安心したのではないかと思います。そして、山崎さんは本来の優しく気遣いのできる自分を取り戻したことで、食事をとれるようになったのだと思います。

本来のその人らしさを引き出す。このことも認知症のケアとしては大切なことです。

食べる環境を整える

食べるためには、周囲の環境を整える必要もあります。わたしたちが食事をとるときは、「おなかが空いた」「昼ごはんの時間だ」などと思うときです。一方、「時間がない」「一緒に食べる人がいない」などの理由で食事を抜くこともあるでしょう。また自宅では、朝食と昼食を一緒にとるなど、食事時間やスタイルには個別性があります。これまでの生活で体験していない環境では、誰しも緊張したり戸惑ったりするものです。

わたしたちは、高級なレストランに来て食事の作法が分からなければ緊張します。

ましてや認知症高齢者は、状況を判断して適切な環境を自ら整えることが困難です。従って、その人の食事スタイルや食事環境について情報収集し、それを踏まえた環境を整えることで、適切な支援ができるでしょう。注意がそれて食べられないようであれば、静かな環境を提供します。これまでの生活背景から大勢で食べることが好きなようでしたら、デイルームなどで食べてもらいましょう。

ある患者さんはベッド上や椅子では食事が進みませんでした。「どうして食べないのか」と聞くと、「座って食べたい」と言いました。この人は自宅で畳の生活をしていたのです。そこで、床に敷物を敷いて座卓を準備すると、きちんと正座をして食事をとるようになりました。

また、認知症高齢者は見当識障害により時間の感覚が鈍くなっています。「今がお昼の時間だ」と分からなければ、食事をしようとは思わないかもしれません。時計を置いたり、その都度時間を伝えるなどして、時間の感覚を補う援助も必要になります。

認知症の人は、このようにさまざまな障害や環境によって混乱している可能性があります。その混乱の中で食べなくてはならないため、雑音が聞こえたり食事をせかされたりすると、ますます集中できず食べられなくなる可能性があります。わたしたち看護師は、ただ「食べ物を必要なだけ食べる」ことを支援するのではなく、「食べる」環境を整えていくことも大切な支援になります。

皆さんが食事をするときの好ましい環境はどのようなものでしょうか。騒がしく、知らない人が動き回る部屋で、落ち着いて食事をとることができるでしょうか。周囲の音や知らない人の視線が気になって食べないか、あるいは端に行ってみんなに背中を向けるなどして、少しでも静かで他人の視線がない空間をつくるかもしれません。

身体的不調はないか

食べるためには食欲が必要です。前述のように嚥下機能も重要です。

体調不良や口腔内のトラブルなどがあると食欲は低下します。認知症の人は自分の身体的不調など訴えることが困難であり、高齢者であるとはっきりした症状が出にくいことがあります。便秘などの消化器症状、痛み、感染症などがないかどうかの観察が必要です。

田中[*1]は、「長期にわたって食べられない人は、嚥下筋群の動きが少なくなる。口唇を引いて嚥下できない人では、笑顔はなく、表情は能面状に固定される」としており、飲み込むときに「ん」という筋肉の動きは「笑顔の筋肉」ともいわれます。この筋肉を日ごろから使う「笑顔の支援」も必要ではないでしょうか。

ケアのポイント

- 食事は単に栄養をとるというだけのものではありません。安らぎや楽しみ、そして生活を豊かにするという視点をもって、食事への援助を考えましょう。
- 「もういただきました」「食べられない」などの言葉の背景にある原因を考え、適切な援助を心掛けましょう。
- かむことも飲み込むことも筋肉が必要です。飲み込むときの「ん」という筋肉の動きは「笑顔の筋肉」。日ごろから話をしたり、歌を歌ったり、顔の筋肉を大いに使えるように支援しましょう。

（上野優美）

【文献】

＊1　田中靖代、他：看護・介護のための摂食・嚥下リハビリ．日本看護協会出版会：2001．

「保護膜モデル」から見た理由と対応

食事をめぐる訴えの理由

認知症は、脳の器質的障害によってさまざまな機能が低下した状態像の総称です。主な症状として「記憶障害」「見当識障害」「判断力・問題解決能力・実行機能の障害」「高次脳機能障害」があります。これらの障害は周囲の人々にうまく理解されておらず、不適切な対応や関係性の悪化を招き、せん妄や暴力などの周辺症状、いわゆる問題行動が引き起こされることが分かっています。

今回は、そのような行動の中から、認知症の初期から中期に頻繁に聞かれる「ごはん、まだ食べていません」という訴えの意味について述べたいと思います。また、これとは反対に、「ごはん、いりません」と言って食べない場合もあります。食べようとしないのは、実は「まだ食べていない」という訴えと地続きなのです。今回はこの「ごはん、いりません」の意味についても考えてみたいと思います。

食べていないと訴える場合、または食べようとしない理由と意味については、以下の3点から考えることができます。

①記憶障害

1つは記憶障害です。つまり、即時記憶の障害により、今食べたばかりなのにそのことをすぐに忘れてしまい、「まだ食べていない」と訴えます。逆に、ずいぶん前に食べたので、その記憶がなくなり勘違いして「今食べたばかりだからもう食べられない。もう結構です」と言うこともあります。

このように、記憶障害は一つの理由として考えられますが、どうもそれだけではなさそうです。

②生体機能の異変

2つ目は生体機能の異変です。何らかの身体疾患が潜んでいるかもしれません。特に、食べようとしない場合に身体疾患がある可能性が高いのは、食欲の低下がほとんどの病気に認められることを考えれば当然のことです。

③心理的な問題

3番目は心理的な問題です。これは、一人ひとりが置かれている状況に影響されます。ただ、認知症の初期と中期ではその状況は異なってきます。初期は自分の内部が抜け落ちていく感覚に襲われており、中期はその内部が空っぽになってしまう感覚、つまり、自己の空白化という事態が生じていると考えられます。

これら3つの「考えられる理由」について、順次検討していきます。

記憶の障害だけでは説明できない

「記憶の障害があるから〝まだ食べていない〟と訴えるのである」と単純に説明することも可能です。では、なぜそのことだけが選択的かつ頻繁に訴えられるのかと問われたとき、即時記憶の障害だけでは説明がつきません。一人ひとりが置かれている状況を全体として見ていく必要があります。何らかの不安の代替表現かもしれないし、体の変調の表れかもしれません。あるいは、家族や周囲の人々との関係の変化や悪化が起因していることもあります。

また、「食べていない」という訴えとは反対に、「もう食べました」と言って食べようとしない場合も、記憶の障害による〝単なる勘違い〟だけでは説明不可能です。そこには、「まだ食べていない」と同様の理由があるといえます。特に「もう食べました」の場合には、体に異変が起きている可能性は高いと考えられます。「食べる」という行為にはもちろん、空腹感や満腹感の感覚が付随しているはずですし、食べることにはとても多くの要因が絡んでいます。記憶の障害だけでは説明できそうもありません。

体に異変はないか

加齢による変化

老化という加齢現象は日常生活を大いに変えます。姿勢や動きはもちろん、刺激に対する反応は鈍くなります。睡眠の時間や質、ホルモン活動、容姿も変化します。

そして、諸感覚の閾値が上がってきます。視覚と聴覚の変化は顕著であり、視覚については、調節障害により近くのものに焦点を合わせられなくなったり、パステルカラーは見えにくいといった現象が起きてきます。距離感があいまいになり、視覚野も狭くなっていきます。聴覚では、耳が聞こえにくくなるため、必然的に声が大きくなります。

一般に「老人病」と称される病は多病性・多元性・多症候性という特徴があり、一人で多くの疾患を併発している上に、個人差が大きいものです。原因は多岐にわたり、それらの組み合わせで症状が現れるため、症状が非定型的といえます。予備力は少なく、水・電解質バランスを崩しやすく、脱水・低栄養の発症頻度が高くなります。さらに、生体防御力が低下してきて、疾患が治りにくい状態になります。薬物に対する反応も成人とは異なります。骨粗鬆症でかつ白内障がある場合などもごく一般的なことです。

●痛みを他者に伝えられない

認知症の場合は、こういった高齢者の特徴に認知障害が加わることから、体の異変という事態はより深刻です。軽度・中等度認知症においても、患者自身が不調を訴えることは少なく、他覚的所見に頼らざるを得ません。認知症の進行に伴い、生体を危険から守る警報システムである「痛み」の感覚が鈍ります。そして、脳血管性認知症では大部分に嚥下障害が存在します。低栄養は、実は義歯が合わないことや口内炎が原因であったりします。

腸の蠕動運動の低下がイレウス状態を引き起こす場合もあります。転倒しても痛みに気が付かず、動けなくなってしまいます。うまく他者に症状を伝えられないため、体の不調を理解してもらえずにせん妄状態に陥ることもあります。また、「元気がない」と気付いたときにはすでに、肺炎が進行している場合もあるのです。

体の異変のアセスメントが重要

諸感覚についてはどうでしょうか。視覚や聴覚と違い、味覚や嗅覚・触覚などは、高齢になってもその閾値はそれほど変わりません。しかし認知症の場合、その進行に伴ってそれらの感覚閾値は高まります。認知症の人々の食事にスパイスを用いるのが良いとされる理由は、この味覚の補助になるからです。

触覚でいうと、ポケットの中に入っている鍵などは触っても分かりません。中でも、最も危険であるのは、前述した通り「痛み」を感じにくくなることです。転んで足の骨にひびが入っても平気で歩行しています。ギプスで治療中でも、痛みを感じないためにどんどん歩こうとします。一方、痛覚の閾値が上がることは危険というだけではなく、例えば、がんを併発している場合、末期の痛みや苦痛を少なくするともいわれます。

以上のような高齢者の特徴、認知症の特徴を踏まえ、まずは体の異変をアセスメントしなければなりません。最低限チェックしておくべきアセスメント項目は以下の通りです。

①バイタルサイン
②意識レベル（活気などにも留意）
③摂取量・排出量（栄養・水分）
④筋骨格系（痛みに留意）
⑤呼吸音の聴取
⑥腹部のグル音聴取
⑦腹部の緊満
⑧皮膚異変（弾力性や発赤、傷などの病変まで）
⑨浮腫の有無

心理的問題はなぜ発生するのか

食事に関する訴えは、不安や体の変調、対人関係の変化などに伴う心理的問題としてとらえることができます。人間の発達段階に応じて心理的問題の内容や発生状況が異なってくるのと同様に、認知症の場合もその進行によって心理的問題は異なってきます。

● 初期（軽度の障害）

被害的訴えが増える

認知症の初期では、今食べたばかりなのに「まだ食べていない」「食べさせてもらっていない」と訴えることがあります。この訴えの他によく見られるのは、お金や財布、預金通帳を盗まれたという被害的訴えです。

認知症の本質は、自分の内部がどんどん失われていくことにあります（p.65参照）。

何かが抜け落ちていく感覚が真っ先に出現し、生きていく際に重要な物事が失われていくのです。

これを食事に当てはめると、確かに食べたのに、つまり一度自分の内部に入ったのに、それらはすぐに失われてしまいます。食べた先から失われていくから、「食べていない」と訴えるのです。

身内や仲間に被害感情を抱きやすい

「今、食べたばかりですよ」と説明されても了解できず、被害的に受け止めて「食べさせてもらえない」という感情を生むことになります。この場合、最も親身になって彼らの世話をしている介護者が「食べさせてくれない人」や「盗んだ人」にされてしまうことが多々あります。

その理由は、介護者が彼らにとって最もなじみがあり身近にいる人という意味で、認知症の人の意識にのぼりやすいからだといえます。盗まれたという被害的な感情が芽生えれば、まずは「誰が」になります。自分とは関係のない、なじみの薄い人には思いが至らず、目の前にいる最もなじみのある人しか思い起こされないのは当然です。

皮肉ではありますが、それが主たる介護者と考えられる最大の理由でしょう。これはある意味、よく介護していることの証かもしれません。

また、偏見や被害感情などは、身内や仲間内で真っ先に形成されやすく、そのような被害感情が他者に対する疑心暗鬼を引き起こし、「毒物を盛られている」といった妄想気分を引き起こします。これは、もう一方の問題、つまり、「食べようとしない」行動として表われている場合です。

中期（中等度の障害）

自己が空白化する

前述した「内部の何かが抜け落ちていく感じ」は、認知症が進むと「何かが」ではなく、ほぼ空っぽに近い状態に感じられるようになります。自己が空白化してしまうような感じに襲われるのです。

統合失調症を例に挙げましょう。統合失調症の急性期には、自分という主体が乗っ取られて、自分と客体が逆転するような事態に陥ります。例えば、道端に咲いている菜の花は、わたしという主体が菜の花を見ることによって「ああ、菜の花が咲いている」と認識され、花は、今歩いている道という「わたしが存在している世界」の一部になります。ところが統合失調症の急性期の場合はこのような事態が逆転し、「わたしは、菜の花に見られるだけの存在」になってしまいます。見ているわたしが空無化ないしは空白化するからです。これは「客体に支配されてしまう」または「客体に主体が乗っ取られてしまう」とても恐ろしい事態と考えられます。

「ごはん、いりません」は防衛反応

こうした主体（自己）が空白化する時期は、認知症の人にとってとても恐ろしいものです。それは、統合失調症と同様に、空白化した精神構造が外の世界の侵入を許してしまい、外部の世界に内部が乗っ取られ、支配されてしまうことの恐怖です。従って、まずは外部世界の侵入を阻止する必要があります。侵入を阻止するためには、空白化した精神構造の周囲に保護膜を張り、外界をシャットアウトする必要があります。

「ごはん、いただいていません」とは反対の事態、つまり食事をとろうとしない場合、この空白への侵入を阻止するための保護膜を張っていると考えられるのです。ですから、「ごはん、いりません」という言葉と態度は、彼らの空白化した精神構造と、そこへ何かが侵入してくることを防ぐ、いわば防衛反応であると考えられるのです。

「保護膜モデル」から対応を考える

なぜ「保護膜モデル」が有効か

心理的問題に対応するには、生じている事態を抽象化してみる作業が必要になります。それが、1章「お風呂は、はいりません」で紹介した「保護膜モデル」です。認知症によって自他の境界線があいまいになり、外部の見知らぬ世界が侵入してくるという事態が生じた際、あいまいになった精神構造の外側に保護膜を張って外部の侵入を防ぐという考え方です（p.65参照）。このモデルは、自分の内部が失われていくという事態に対応するための〝導きの糸〟になると考えます。

食事をめぐる訴えへの具体的な対応

手を握ったり体に触れることが効果的

保護膜モデルから考えていくと、「ごはんを食べていない」という認知症の人々の訴えは、次のように考えられます。

彼らは、ごはんを食べて〝自分の内部に入れた〟はずなのに、食べた感じが残りません。つまり、保護膜モデルでいう〝内部が漏出していく〟ことから、食べたという実感が得られていないということになるのです。

食事は生きていくために欠かせないことです。「食べない」ということは生存の危機であり、大きな不安を引き起こします。食事は生きていく際に最も重要なものの一つですが、その大事なものが失われて、ないのです。そこで、必然的に「黙って食事がなくなるわけがない。誰かが食べさせてくれない」あるいは「盗んだ」という被害感情が生まれます。自分のせいではなく、他者のせいである……。被害感情が生まれやすい状況の、最たるものといえるでしょう。

このような場合、まずは手を握ったり、どこか身体に触れて他者を実感してもらうことが効果的です。他者によって自己の存在を確認できるようにすることが、ケアのベースになります。

そこで、例えば次のような具体策が考えられます。認知症の初期と中期では空白化のレベルが違ってきますので、対応の基礎は同じでも、細部は多少異なってきますから分けて述べていくことにします。

初期（何かが抜け落ちていく感覚が生まれる）の対応

外側に保護膜を張る

初期には介護者全体への被害感情が多く見られます。そこで介護者と共に、直前に食べた食事の感触を語り合ったり、どんなものが好きか、どんなものがおいしいかなど、食事に関する話題で会話をします。そのことによって「食事をした」という感覚を自分（本人）の内部へ戻すことができるのです。

本人が張っている保護膜をはぎ取らない

「ごはんを食べていない」という訴えそのものが、本人が張っている保護膜（食べていないことの表現）です。そのように、本人が自分の内部の漏出に対する不安を訴えているのだと介護者が理解することができれば、感情的反応を引き起こさずに済むのです。「そうなのですね」と彼らの不安を認め、受け止めていることを示すのがよいでしょう。

内側から保護膜が張られていくことを妨げない

本人が考え出した言い訳や物語などを感覚的・感情的に認めてあげることが大切です。どんなものを食べたとき満腹感があったのかなど、昔の楽しかった食事を思い出させるような話題で語り合いましょう。そうすると、楽しさの感覚や感情がヒタヒタと内側の保護膜の形成を促していくのです。

中期（自分の中が空っぽになった感覚に陥る）の対応

外側に保護膜を張る

「空腹である」という訴えは、〝食べても食べても満たされない感覚〟に陥っていると理解しましょう。強い不安の表現ですから、彼らが不安に陥りやすい状況を見いだし、そのときには特に重点的に関わります。また、表出されている不安に対しては十分な手当て（身体接触）をして保護します。薬物の影響や隠された身体疾患の可能性を査定する必要もあるでしょう。

本人が張っている保護膜をはぎ取らない

とにかく、本人の訴えを退けない必要があります。空腹であるという感覚に反応してあげましょう。また、看護師が保護膜の代わりになるような信頼関係を強化するのです。

内側から保護膜が張られていくことを妨げない

自分自身であることの実感を得られるように、身体接触を通して自己の感覚を確かめてもらうなど、認知症の人自身が納得できるような方法を工夫します。また、彼らと接する時間を増やし、支持的に関わります。

＊＊＊

本章は食事についての訴えがテーマですが、例えば、お金に関する問題なども同様の対応が必要です。ここで挙げた具体的な対応は一つの例です。実際に現場で行われている看護は、認知症の人々の個別性にも配慮したさまざまな工夫があると思います。行き詰まったときに、こういったモデルに立ち返ってみると、それらの工夫もより豊かなものになると考えます。

（阿保順子）

4章

認知症高齢者の世界
―― 何が起こっているのか？

「トイレに行きたい」

トイレに何度も行くのはなぜだろう？

笹村さんの場合

今回の主役は笹村さん、90歳女性。アルツハイマー型認知症の方です。合併症には糖尿病、肥満、骨粗鬆症があり、アマリール1／2錠（朝食後）、マグミット1錠（毎食後）、ボナロン1錠（毎週金曜日）、アモバン1錠（就寝前）を服用しています。

笹村さんは、かつて高校の体育教師として働き、体操部の顧問として生徒を何度も全国大会に連れて行ったそうです。退職後は、夫と愛犬と二人暮らしをしていました。76歳になったとき、離婚した長女（50歳）がやって来て、笹村さん夫妻と一緒に暮らすことになりました。

同居生活開始と同時に、長女は両親の様子がおかしいことに気付きました。もともと料理をあまりしなかった笹村さんでしたが、徒歩5分のコンビニエンスストアへ行っては菓子パンなどを購入して、3食全てを済ませているのです。

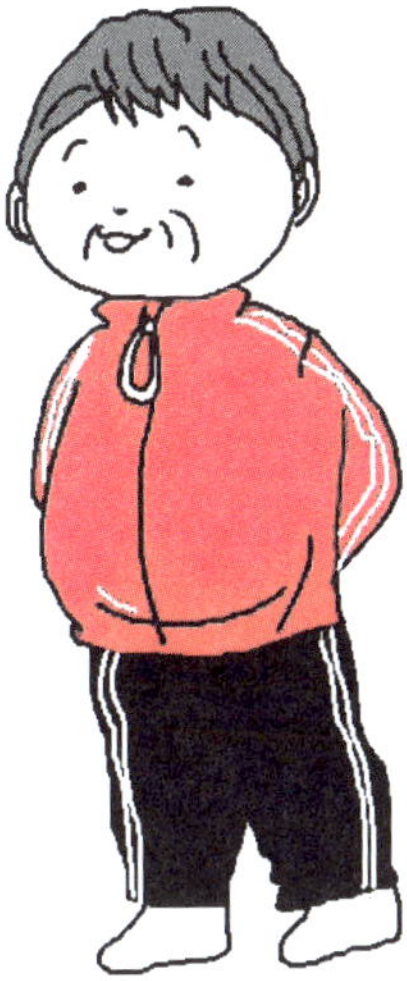

しかも、その購入の様子がおかしいのです。1日に4～5回同じコンビニエンスストアに行っては、お菓子と菓子パンを大量に購入してきます。そして、一気に食べるのです。糖尿病のある笹村さんを心配した長女が「お母さん、ちょっと多過ぎるよ」「1回にパンは1個か2個でしょ」などと

言うと、笹村さんは「ひどいこと言う娘《こ》だね。お母さん飢えて死んじゃうよ」と怒り、長女の言うことは聞かなかったそうです。

長女が部屋の掃除をすると、汚れたパンツが押し入れに丸めて隠してあったりもしました。笹村さんの夫も、物忘れが始まり、何度も同じことを質問したり、同じ話を繰り返したりするのですが、長女に対して怒ることはありませんでした。

同居から3、4年が経過したころ、長女は笹村さんの買い食いや体調不良と認知症の悪化が心配になり、自治体主催の物忘れ相談に行きました。

そこで初めて、第三者に両親のことを打ち明けたのです。

相談後、笹村さん夫婦は要介護認定を受け、訪問介護サービスを受けていましたが、笹村さんは低血糖発作を起こしてしまい、入院しました。この入院をきっかけに、長女は自分たちのこれからの暮らしを考え、笹村さんとも相談の末、認知症対応型のグループホームに入居してもらうことを決めました。

笹村さん83歳のときのことです。

入居当初

入居当日～3カ月は、トイレに頻繁に通う姿よりも次の言動が目立っていました。

①「何でここに居るの」を繰り返す

グループホーム入居に当たっては、見学や、体験入居もし、本人も「ここなら暮らしてもいいかなあ」とうなずきました。けれども、入居生活が始まると「ねえ、何でわたしここに居るの」「娘がわたしをここに連れてきたの？」「わたし聞いてないよ」「チビ（犬）に会いたい」と繰り返し言いました。その訴えは激しい怒りを伴うものとは違い、「なぜここに連れて来られちゃったのか」という質

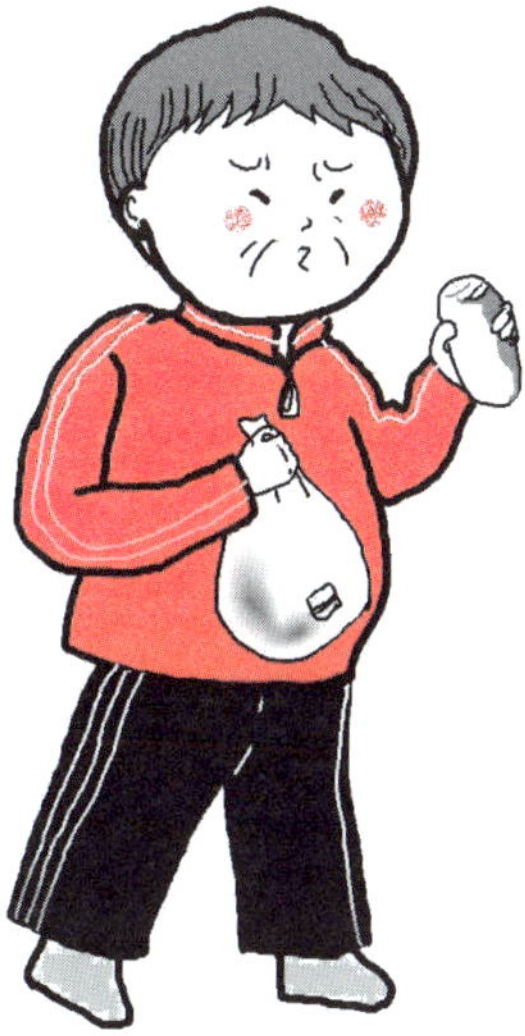

問のような形でした。

②1日に4～5回の着替え

部屋に行くたびに服や下着を着替え、洗濯機に投げ込んでいました。服も下着も汗や泥などで汚れているわけでもなく、リビングから自分の部屋に行くと着替えを行い、着替えたものは洗濯機に放り込むのです。

笹村さん自身は「汗[*1]かいちゃったから……」と言っています。

③「口寂しい」と繰り返す

「何か食べたいなあ～」「ねえ、なんか食べるものないの」とご飯を食べて10分もしないうちにスタッフに言ってきます。

④他者との会話を楽しむ姿

リビングのソファに座り、職員やほかの入居者に「あなたお名前は？」と問い掛け、会話を楽しむ姿が見られます。

⑤便秘と自己摘便

「便が硬くて出ない」と言い、トイレで自己摘便をしていました。

スタッフの関わり

●笹村さんの訴えに徹底的に耳を傾ける

入居当初は、慣れない生活で笹村さんの緊張が高まっていますし、関わるスタッフも距離感がつかめません。そこで、お互いのことをよく知り合うために、笹村さんの訴えに耳を傾け、本人の気持ちをとことん聞く時間帯を設けました。そうすることによって、スタッフが笹村さんのことを知り、スタッフと顔を合わせる時間が増えることで、笹村さんもグループホームのスタッフに慣れてもらえるからです。

入居して間もないころ、グループホームでは「徹底的に」その人と関わる時間を設けます。関わるといっても、話を聴くという関わりもあれば、徹底的に見守るという方法もありますが、笹村さんの場合、言語能力が豊かで、自分の思いを表現できる人でしたので、耳を傾けるということを大切にしたのです。

また、話を聴くばかりでなく、「うちに帰りたい」という訴えが強い場合は、一緒に外を歩くようにしました。

体操の先生だった笹村さんにとって、楽しみとなる活動を探す

グループホームに入居した際、笹村さんはラジオ体操の時間に「わたし、体操の先生してたから」と背筋を伸ばし、指先までピンと伸ばして体操をしていました。笹村さんにとって体を動かすことは、血液循環を良くしたり、筋力を維持したりすることの他に、自分らしさを保つことでもあるように思われました。エクササイズやダンス、歌の時間を取り入れながら、グループホームでの笹村さんの居場所や役割を見つけてもらうようにしました。

定期的に家族と会ったり、外出・外泊する機会を設ける

グループホームに入居したことで夫や娘とともに過ごす時間が減ってしまったので、定期的に自宅に戻り、夫や娘との時間を過ごせるようにしました。

●健康管理、合併症の悪化を予防する

毎日のバイタルサインの測定、月1回の定期受診（採血）、体重測定、足浴時の足の観察により、健康チェックを行いました。

また、骨粗鬆症の症状緩和のため、日光浴、食事にビタミンDやカルシウムを多く含む食品を取り入れました。口寂しいときにはノンシュガーのあめを舐めてもらうようにしました。

自己摘便に対しては、かかりつけ医に相談し、マグミット（1日3回）の服用を開始しました。

入居から3、4カ月経過すると、入居当初の①〜④（p.177〜178）の言動は相変わらず見られるものの、頻度や激しさは軽減しました。便秘が改善し、尿失禁もほとんどなくなりました。

ところが、そのころから今回のテーマである「トイレに行きたい」という訴えと実際にトイレに行くという行動が始まったのです。

トイレ通いのプロセス

①行動の前後に必ずトイレへ

尿失禁があったときにもトイレには行っていましたが、その回数が徐々に増えてきました。散歩の前後、食事の前後、配膳の前後というように、何か行動するたびにトイレに行くようになったのです。

グループホームのスタッフは、こうした笹村さんの行動について次のように考えました。

ホームの暮らしに慣れ、健康状態も良くなって、自宅では起こっていた失禁も現在はほとんど見られないことから、行動の前後にトイレに立つのは、笹村さんなりのセルフケア能力が引き出された結果なのではないのか。

また、生活習慣を見直したことで、身体の調子が徐々に安定して「トイレに行こう」

という意欲が出て、排泄動作が滑らかに行え、場所の見当識が高まったのではないか。

グループホームのスタッフは、トイレに行く行動は良い徴候だととらえました。

②日中20～30分おきに

入居から1年経過すると、入居当初の「家に戻りたいとの訴え」「1日4～5回の更衣」「自己摘便」は見られなくなりました。

しかし、日中20～30分おきにトイレへ行くようになり、受診などで車に乗るときも、途中で「ねえ、トイレ行きたいんだけれど」と言うようになりました。

本人は時間を決めて行っているわけではなさそうです。尿路感染症などを起こしていないかについても、かかりつけ医に診てもらいましたが、「異常なし」とのことでした。

絵画など自分の好きなことをしているとき、また他の人と会話が盛り上がっているようなときには、1時間くらいならトイレに行かずに集中していました。

こうしたことから、頻繁にトイレに通うのは、「失禁したくない」という思いや、行ったことを忘れてしまうからということだけでなく、その場に居づらかったり、つまらなかったりするせいかもしれない、と考えるようになりました。

③ホーム内全てのトイレを巡る

入居から2、3年したころ、1回トイレに立つと、ホームの3カ所のトイレ全てを巡るようになりました。それまでは、トイレに頻繁に行くことはあっても、トイレを巡ることはありませんでした。こうした複数のトイレを巡る行動は、笹村さんにとって気乗りしない仕事や作業をお願いしたときに数多く見られました。

笹村さんはなじみのない人に会うと、必ず「あなたお名前は？」と尋ねます。相手が名前を答えると「良いお名前ね」とか「ヨシエさんか。じゃあヨッチャンて呼ぼうかな」などと、にこやかにやりとりをしていました。

一方、このころの笹村さんは、「あなたお名前は？」と質問し、相手が「○○ヨシエです」と名乗ると「いいお名前ねえ～。ヨッチャンだね。お母さんがつけたのかな。ところで、あなたお名前は？」と言うくらいに、短期記憶の保持が困難になってきているようでした。そのため、笹村さんのトイレ通いは記憶障害が進行し、1カ所のト

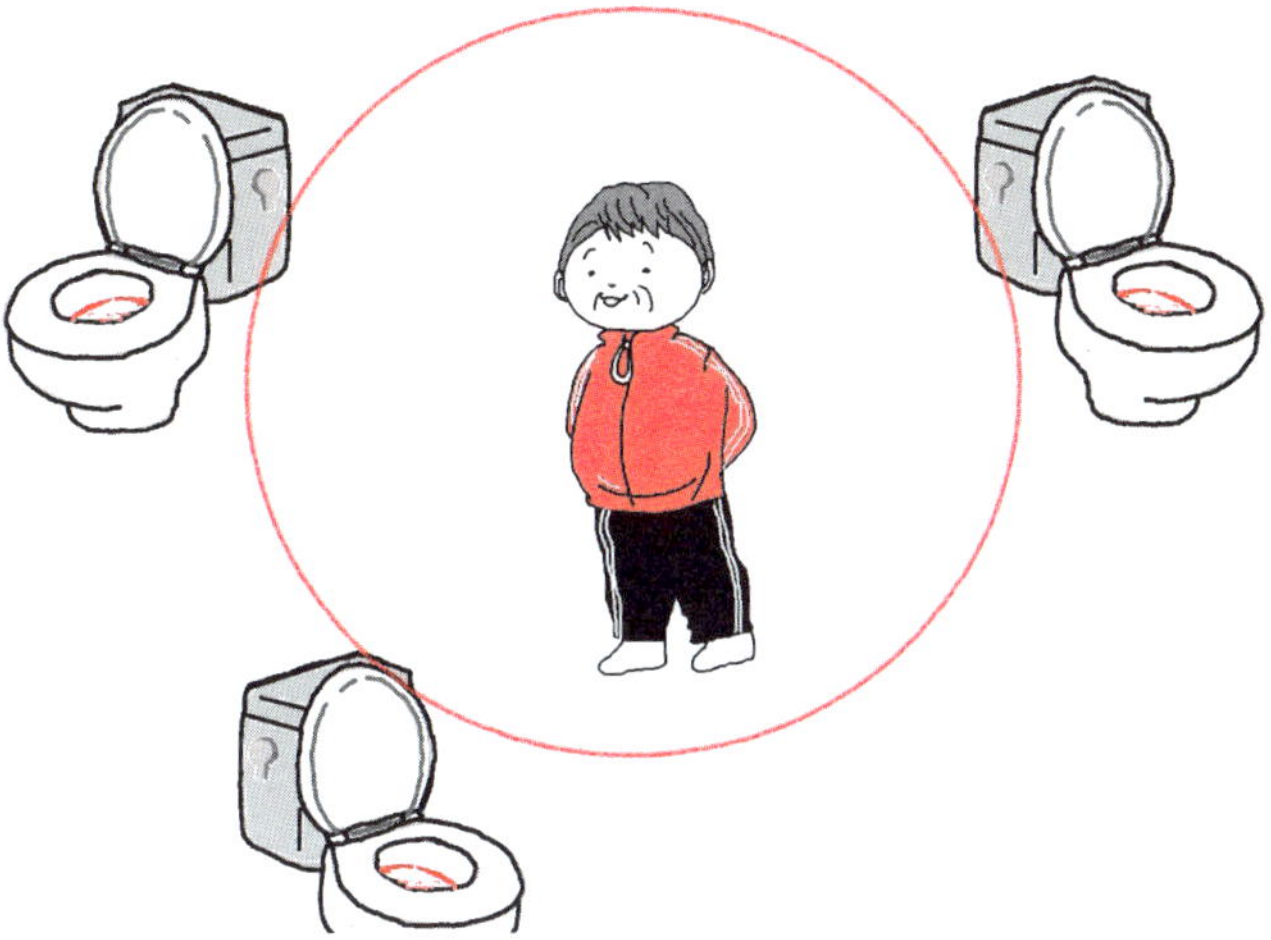

イレに行った途端に忘れてしまうためではないか、と考えられました。

とはいえ、笹村さん本人はトイレに行くときに「ちょっとワシントンに」とか「アメリカに行ってくるかな」などとユーモラスに話しながら行き、つらい様子はありません。

問題になるのは、他の人がトイレに行きたいときに重なってしまった場合のことと、頻繁に水を流すためにグループホームの水道料金がかさむことでしたが、しばらく見守ることとしました。

④消灯後も10～20分おきに

笹村さんの日中のトイレ通いを見守ってい

るうちに、今度は夜間にも頻繁なトイレ通いが目立つようになりました。「おやすみなさい」とあいさつをした後、しばらく10～20分間隔でトイレに行くのです。このときはトイレを巡るのではなく、自分の部屋に一番近いトイレにだけ行きます。

グループホームの部屋の扉は、引き戸になっています。スタッフが夜勤をしていると、消灯後のシンと静まり返ったグループホームで、笹村さんが自分の部屋の扉を開けるガラガラという音に続き、トイレの扉を開け、鍵をガチャンと閉める音が響きます。ガラガラ……、ガチャン、ガラガラ……、ガチャン。

笹村さんの近くの部屋の人は「自分がトイレに行きたいときに、いつもトイレに誰か入っていて困る」と訴えてきたほどです。

さすがに、「この様子は見守るだけでは駄目だ」ということになりました。

膀胱炎など身体面のトラブルが隠れているかもしれないと考え、泌尿器科、内科を受診しました。けれど、何の異常もないと言われます。しかし、脳のMRI、CT撮影を行うと、以前よりも前頭葉の萎縮が認められました。

認知症の専門医は、トイレ通いは「常同行動[*2]」かもしれないと言いました。

グループホームのスタッフ間では、元高校教師で休み時間の合間にトイレに行っていた習慣から、時間が空けばトイレに行こうと思うのかもしれないと考えました。

夜間のトイレ通いが問題になったのは、トイレの扉の開け閉め音のことだけではなく、トイレに通い続けるために睡眠が十分とれず、日中ウトウトしていることが多くなったことです。医師に報告し、睡眠導入剤（アモバン）の服用が始まりました。

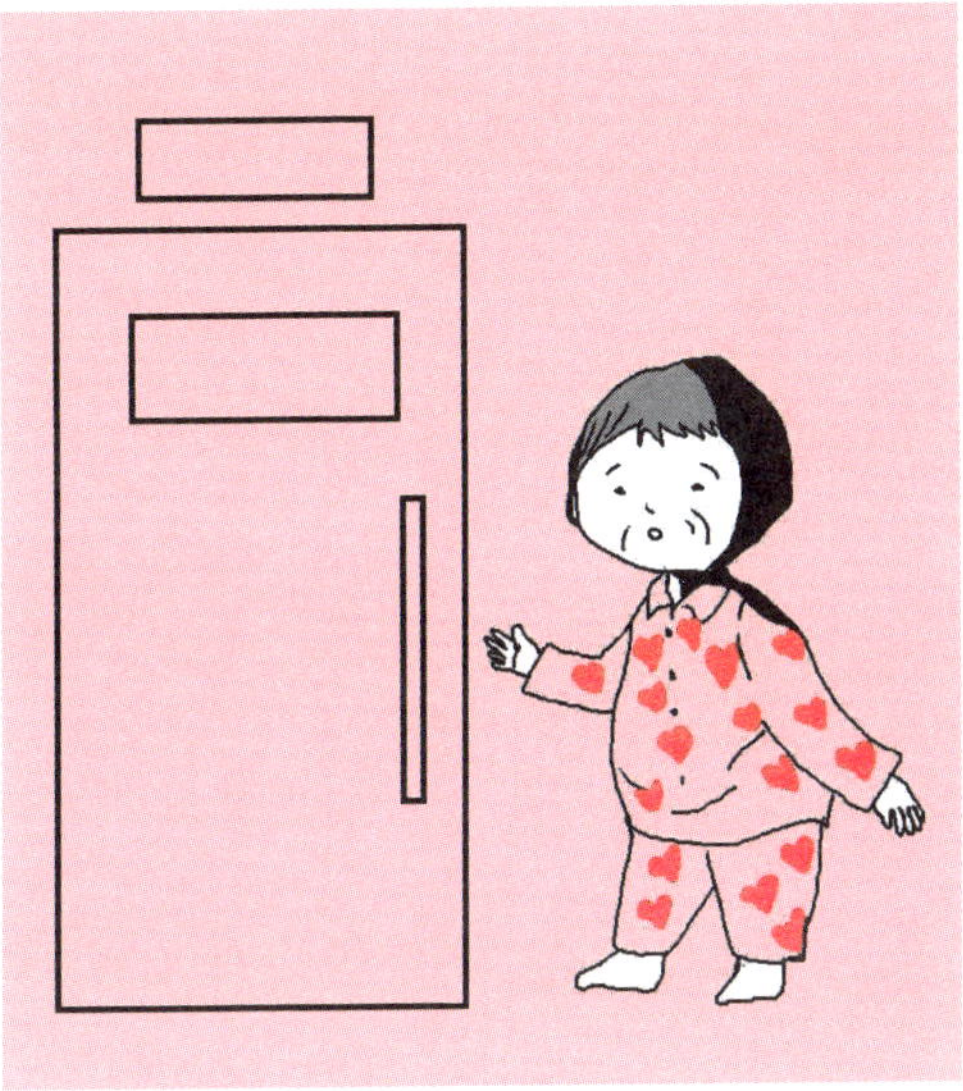

⑤落ち着いていた夜間のトイレが復活

アモバンの服用により夜間のトイレ通いは減り、睡眠もとれているようでした。ところが、今から1年前より、数分おきの夜間のトイレ通いが復活しました。

さらに、夜間トイレに起きたときに「ねえ、なぜわたしはここに居ないといけないの。普通のおばあさんのように家で暮らせないのかな」と夜勤スタッフに問い掛けたり、「あなたは好きなように暮らしているでしょ。わたしも好きに暮らさせてよ」と、日ごろは穏やかな笹村さんが怒りをぶつけることもありました。時には、夜間ぼうっと曇った表情でふらふらと歩いていることも目立つようになりました。

このころ、グループホームにピック病、老年期妄想症と診断された70歳代と80歳代の人が新たに入居してきており、なぜか笹村さんをターゲットにしたきつい言葉を発するのです。

笹村さんに「トイレばっかり通うもうろくばあさん」「言ったことを忘れて同じことばかり繰り返しているボケばあさん」などと言ったり、笹村さんがトイレに行こうと席を立つと、「トイレ背負って歩いてろ」とぼそっと言うこともありました。

笹村さんは聞こえていない様子でトイレに向かいます。

こうした様子から、笹村さんの日中のトイレ通いは、実は嫌な雰囲気の場から離れるための行動ではないかと思われました。

そこで、笹村さんと新しい入居者たちとの食事の席を離し、物理的な距離を置き、しばらくは家事の役割分担も別々にするなど、職員が間に入ることにしました。また、笹村さんに対する2人の入居者の反応は、この2人がホームの生活に慣れていないいら立ちのせいかとも思われたので、笹村さんのためにも2人が安心できる環境づくりをしていくことにしました。

夜間のトイレ通い復活の理由については、自分に対していろいろと言われる不快感や苦痛を引きずっていることの他、せん妄を起こしている可能性も考えられました。

そこで、日中に笹村さんが楽しく過ごせるような活動を増やし、せん妄を起こしているのであれば夜間の転倒のリスクも高まるため、環境面（ベッド周りの整頓、床の状態、明かりの配置）の工夫をし、笹村さんの歩行状態の観察を行い、転倒予防を心掛けました。さらに、服用薬（アモバン）の見直しを医師に相談することにしました。

そのようなケアを実践する中で、興味深い発見がありました。

席替えを行ったときのことです。笹村さんが「あれ。なんだか気持ちがすっきりした」と言ったのです。ひょうひょうとトイレに行っているように見えた笹村さんでしたが、やはり自分のことについていろいろと言われることがストレスだったようです。

現在、笹村さんの日中のトイレ通いは変わりませんが、新しい入居者にひどい言葉を言われる場面がほとんどなくなり、笹村さんも夜間は眠れるようになりました。

笹村さんの体験世界とは

自宅で失禁をしていた笹村さんが「トイレに行きたい」と言うようになったのは、体調が良くなりセルフケア能力がよみがえることで、「排泄を失敗したくない」という思いが行動として表れたと考えられました。また、休み時間になったらトイレに行くという教員時代の習慣がトイレ通いにつながっているとも思われました。

日中、自分の居場所が見つからなかったり、居心地が悪いときには、トイレが逃げ場所になっていました。心の安住の場を求め、トイレに行きたくなるのです。いったん居場所を見つけて慣れている場所でも、メンバーが変わり人間関係がぎくしゃくしているとき、トイレに逃げたくなるのではないでしょうか。

また、トイレ通いは、気乗りしないときの気分転換にもなっていました。

トイレに今行ったことを忘れ、繰り返しトイレに行くようになったことは、認知症の進行が影響していたと考えられます。

このように、笹村さんの「トイレに行きたい」には長いプロセスがあります。これらを振り返ってみると、笹村さんの体験世界を少し探ることができるように思えます。


（堀内園子）

【注】

＊1　当時、失禁があったため、それを気にしての行動かとも思われましたが、汚れていなくとも服や下着、靴下まで全身を着替える様子にスタッフは違和感を覚えました。

＊2　同じ行動を目的もなく何度も繰り返すこと。

「トイレに行きたい」と言う本当の意味に寄り添うケア

尿意・便意はいつ起こるか

わたしたちの体は膀胱や直腸の圧が高まったとき、生理的に尿意・便意を感じます。膀胱内容量が一定（４００mL以上）に達すると尿意を感じ、食事摂取に伴い胃・結腸反射が起こり、S状結腸にとどまっている内容物が直腸に移動し、内圧が上がると便意を感じます。

それ以外にも、精神的に緊張や不安が高まったり、排泄に関連する疾患があったりすると、症状として出現することがあり、認知症の人においても同じように起こります。認知症の人に「トイレに行きたい」と言われたときには、単純にその言葉だけではなく、隠された本当の意味を生理的な反応、精神的な緊張、排泄に関連する疾患、薬剤の副作用などからアセスメントすることが大切です。

排泄とは個別性の高い行動

乳児のときの排泄は、時や場所を選ばすオムツに排泄をし、その処理も自分ではできません。その後、成長する過程において、尿意・便意を感じたらトイレに行くなど、しかるべき場所で排泄することを教えられ、自立していきます。

排泄行動には、単に便器に座ってから排泄するまでの行動ではなく、尿意・便意を感じたときから、移動や衣服の着脱、後始末、手洗いなど、P.195の**図**に示すような一連の動作があります。そしてその一連の動作は、誰でも同じようでありながら、実は個人特有の排泄行動となっています。その人の便器への座り方、排泄しやすい姿勢、陰部の清拭方法などがあり、誰もトイレの中の行動までは知りませんので、排泄介助をしたときなど、初めて目の当たりにすることもあります。

また、食事の前には必ずトイレに行くなど、生活習慣とも密接に関わっています。排泄行動とは、それほど個別性の高い行動であることを認識しておくことが必要です。

入院中に「トイレに行きたい」と言う意味

先に述べたように、尿意・便意の出現は生理的反応・精神的緊張・排泄に関連する疾患が背景にあり、認知症の人においても、まずこの視点から考えることが必要です。認知症高齢者は自分に起きている現象をうまく伝えられないことが多いため、本当に生理的反応なのか、精神的な緊張感や不安はないか、排泄に関連する疾患に罹患していないかを見極めることが必要になります。そのためには、**表**のような客観的な観

図　一連の排泄行動

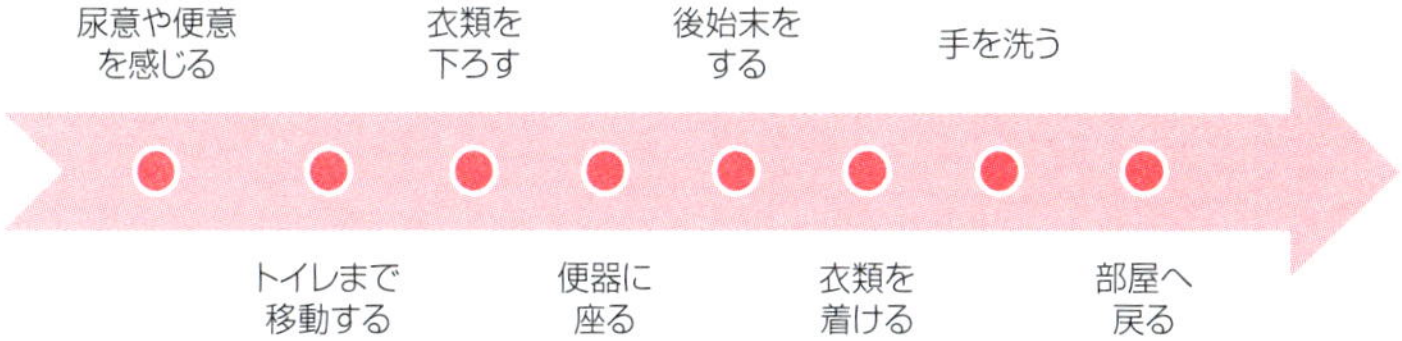

表　排泄に関する客観的な観察

①正常な排泄ができているか確認する（排泄の回数・排泄の1回量・排泄物の性状）
②緊張や不安を増幅させる因子はないか確認する
③腹部膨満やその他の客観的症状を確認する
④使用している薬剤の副作用を確認する

察が大切になります。

「トイレに行きたい」と頻回に訴え、ひっきりなしにトイレに行くという行動をしていれば、膀胱炎なども疑わなければなりません。または、腹部を観察し、腹部膨満が見られれば、尿閉が起こっている可能性があります。

認知症でなければ「トイレに行っても尿が出ない。尿が出そうで出ない」など具体的に症状を伝えることができるでしょう。しかし、認知症高齢者は語彙も少なくなり、具体的に伝えることが困難となり、表現としては「トイレに行きたい」という簡単な言葉しか出せないことが多いのです。その分、介護・看護する人がさまざまな角度から観察して原因を考えていく必要があるのです。

ここで、入院中の認知症患者さんから、「トイレに行きたい」と頻繁に訴えられた事例を紹介しましょう。

●竹村さんの場合

竹村さんは80歳代女性。尿閉のため膀胱留置カテーテルを挿入中でありながら、何度もトイレに行きたいと訴えます。尿は管から出ていることを繰り返し伝え、そのときは「そうなの」と納得しますが、またすぐに同じ訴えをするのです。なぜ「トイレに行きたい」としきりに言うのか、看護師は次のようにアセスメントしました。

アセスメント1：カテーテルの違和感か

陰部の清潔ケアを毎日行い、カテーテルの固定位置を変えましたが、「トイレに行きたい」という訴えは変わりませんでした。

アセスメント2：入院環境に慣れず不安が強いのか

気分転換に散歩やテレビ観賞などを行いましたが、訴えは変わりませんでした。

アセスメント3：「排泄はトイレで」との習慣からニードがあるのではないか

「トイレに行きたい」と言われたときに、膀胱留置カテーテルの説明をするのではなく、「トイレで便器に座る」という行動を支援するようにしました。便器に座ると、竹村さんは自分で腹圧をかける行動をとりました。すると、排尿はなかったものの笑顔で「出ました」と言い、清拭行為と手洗いを自力で行いました。以後しばらくは「トイレに行きたい」の訴えはなくなりました。

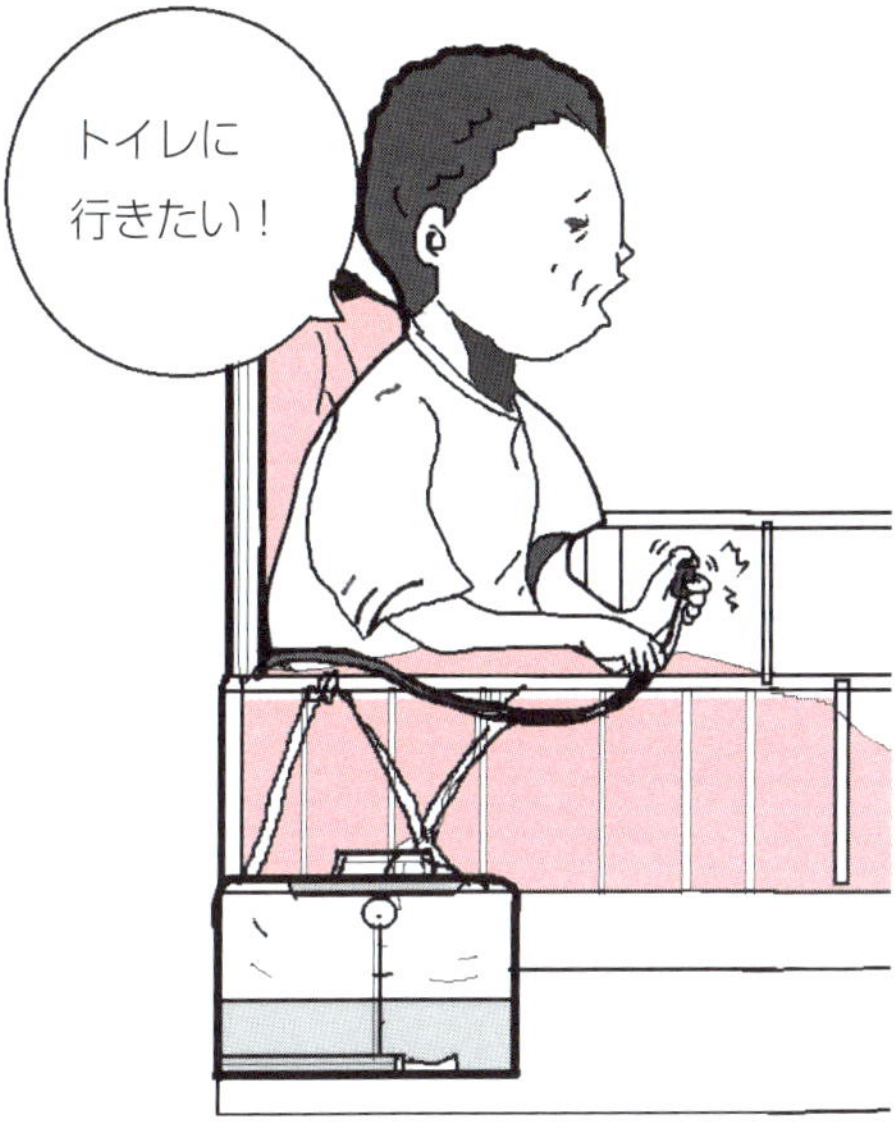

膀胱留置カテーテルの挿入は、尿道口が刺激されるため尿意を感じやすいことがあります。管で尿の流出があったとしても、認知症高齢者は

「管」そのものやその原理を認識することは困難なことがあります。また、排泄行動はただ「尿を出す」だけではなく、尿意を感じてからトイレに行き、衣服の着脱や陰部の清拭、手洗いなど一連の行動をすることで完了します。そのため、尿意があったものの一連の排泄行動ができなければ、竹村さんの排泄やその欲求は満たされなかったと考えられます。

竹村さんは排泄に対する処理を自分で行いたいとの思いがあったとも考えられ、一連の排泄行動をとることが満足感につながったと考えられます。

● 雨宮さんの場合

雨宮さんは70歳代女性。肺炎で入院し症状は改善しており、現在は転院を待っている状態です。車椅子で自走はできますが、移動には介助が必要です。

トイレに行ってもほとんど排泄は見られませんが、5～10分ごとにナースステーションに「トイレに行きたい。漏れちゃうわよ～」と訴えに来ました。

アセスメント1：切迫した様子のため、本当に排尿のニードがあるのではないか

その都度トイレ介助をしましたが、排尿は少量で、その後も訴えは続きました。

アセスメント2：排泄に関連する疾患がある可能性はないか

泌尿器科を受診した結果、関連する疾患は見当たりませんでした。

アセスメント3：何らかの不安がある可能性はないか

訴えの傾聴や気分転換として散歩など行いましたが、訴えは変わりませんでした。

アセスメント4：排泄に関連した不安がある可能性はないか

「漏らしちゃう」という言葉から、「漏らしてはいけない」という気持ちが強いことがうかがえました。記憶障害から、いつトイレに行ったのかを覚えられず、「トイレに連れて行ってもらえなかったら、漏らしてしまうのではないか」という心配が増幅している可能性があると考えました。

トイレに行ったら、その時間と次に行く時間をあらかじめ車椅子の肘掛けに表示し、訴えに来られたときにその表示を一緒に読んで確認し合いました。ただし、切迫感があるときは我慢させず、トイレへの介助を行いました。

しばらくは切迫した様子で訴えが続きましたが、2～3日同じケアを実施すると、ナースステーションには来るものの切迫感はなく、「○時に行ったのよね。次は○時よね」「必ず連れて行ってくださるのよね」と自分で表示を見ながら納得されるようになりました。その後、「トイレに行きたい」の訴えはなくなりました。

雨宮さんの尿意は、「もし連れて行ってもらえなかったらどうしよう」「もし漏らしてしまったらどうしよう」という不安が増幅し、ますます「トイレに行きたい」との訴えに拍車が掛かっていたと考えられます。

また見当識障害や記憶障害があり、トイレに行きたくても場所が分からなかったり、何時にトイレに行ったのかも覚えていないため、「長い間トイレに行っていないかもしれないので、漏らしてしまうかもしれない」という認識に変化している可能性もありました。

トイレにいつ行ったのか、そして、次に行く時間はいつなのか。その疑問が解決したことと、「必ず連れて行ってくれる」との安心感が得られたことが、不安の軽減につながったと考えられます。

認知症高齢者の失禁のケア

認知症だからといって、失禁するとは限りません。失禁する場合、排泄に関連する疾患である可能性もあります。その他、排泄行動が上手にとれないことが原因として次のことが考えられます。

先に述べましたが、排泄行動は、「尿意や便意を感じる」「トイレまでの移動や衣服の着脱」「後始末」など、さまざまな動作が組み合わされています。認知症高齢者は、この動作のどこかに障害が起きることで間に合わなくなり、失禁してしまうことがあります（機能性失禁）。これは、排尿機能に関係なく、認知機能・身体・視力などの障害により失禁してしまう状態であるため、排泄行動のどこに障害が起きているかを見極めてケアをしていくことが必要です。

例えば、見当識障害がありトイレの場所が分からなければ、トイレを分かりやすく表示したり誘導することが必要になります。また、失認によって便器を認識できなければ、「ここがトイレで、白いものが便器」であることを伝える、失行で衣類の着脱方法が分からなくなり、ズボンを下ろせず間に合わない人には脱ぎ方をジェスチャーで伝える支援が必要になります。このように、失禁の原因となっているさまざまな認知機能の低下を見極めてケアを行っていくことが大切です。

「トイレに行きたい」と言葉で表現できない場合

「トイレに行きたい」と言葉で訴える認知症の人もいれば、それすら訴えられない人がいます。例えば、皆さんが、海外旅行で言葉も文化も分からない所で、トイレに行きたくなったらどうするでしょうか。トイレを探し回ったり、日本語で訴えたり、外国人に身振り手振りで伝えようとするかもしれません。または、旅行どころじゃなくなり、日本に帰りたくなるかもしれません。もしくは我慢できずどこかに隠れて用を足してしまうかもしれません。

これらと同様のことが、入院した認知症の人にも起こっていることがあります。徘徊や落ち着かない行動、「〇〇に帰りたい」と訴えるなどの背景には、排泄に関連した苦痛がある可能性も視野に入れておきましょう。そして、このような行動をとったときには、優しく声を掛けてトイレに誘導してみることで解決するかもしれません。

ケアのポイント

・生理的反応、精神的緊張、排泄に関連する疾患の有無、薬剤など客観的な観察を行います。
・排泄行動のどこに障害があるのか確認し、できない部分を支援します。
・失禁がある場合は、一連の排泄行動を確認し、間に合わない原因の対策を行います。
・徘徊や落ち着かない行動があるときは、排泄に関連する可能性を視野に置いてケアをします。

（上野優美）

トイレの訴えへの生理学的・心理学的アセスメント

「トイレに行きたい」という意味は多様

人間の全ての行動は身体と環境の相互作用であり、他者も環境の一部であるといえます。そのことは、健常者であっても認知症の人々においても変わりありません。

また、「基本的ニード」と呼ばれる人間の生を保証している諸行動は、基本的であるだけに、人間らしさを形成している感覚や感情、思考の象徴的表現として使用されることがよくあります。例えば、「嫌な思い」は「吐き出す」、「幸せ」は「かみしめる」といった具合に、「食」という基本的ニードに関わる表現が用いられます。

今回、取り上げる「トイレへ行きたい」という訴えは、「食べる」や「息をする」「動く」といった行動とともに、最も象徴的に、時には擬似的に表現されることが多い訴えの一つといえます。

認知症になると、言葉の操作がうまくできなくなったり、環境を意識的に認知できなかったりすることが多くなります。しかし、意識の働き自体は弱体化するものの、実は認知症の人は、身体の底の方で違和感を感じ取っているのです。

残念ながら、認知症の人が感じている違和感のレベルにある状態を、第三者は簡単にとらえることはできません。もちろん、それら違和感の明確な原因もとらえきれないでしょう。だからこそ認知症の人々における生理学的な範疇の行動は科学的なアセスメントをきちんと行うことが必要ですが、それでとらえられない、つまり生理学的な範疇外にある行動は、象徴的にとらえてみることが役に立ちます。

認知症の種類や原因、さらには進行度や重症度によって、本人が「トイレに行きたい」と言う意味は多様です。ここでは、この「意味の多様性」という前提に立ち、「トイレに行きたい」という言葉をどのような観点から理解していったらよいのかについて、時に事例を交えながら考えてみたいと思います。

認知症の種類から「トイレに行きたい」を考える

ここでは、認知症の種類から、認知症高齢者が「トイレに行きたい」と言う意味を考えてみましょう。

●レビー小体型認知症

レビー小体型認知症は、パーキンソン病の原因物質である「レビー小体」が大脳皮質に出現することから、パーキンソン病と似たような症状が見られます。従って、アルツハイマー型認知症に見られる記憶障害や、パーキンソン病のような歩行障害と体の硬さが見られます。最も特徴的なのは幻視で、特に「子どもが見える」という幻視が出現します。

また、あまり知られていませんが、自律神経系の障害をもたらします。便秘や尿失禁、血圧の調節障害も見られるため、尿失禁の後始末でトイレに行く場合、調節障害により起立性の低血圧を起こして転倒し、骨折につながるケースもあります。「トイレへ行きたい」という訴えに気をとられるあまり、こうした基本的な病態とそれに伴って引き起こされる事態を忘れないよう注意が必要です。

前頭側頭型認知症

前頭側頭型認知症の場合は、前頭葉と側頭葉が萎縮していくため、その部位がつかさどっている人格や情動などが変化します。アルツハイマー型のような記憶障害や見当識障害は見られませんが、人格の変化が真っ先に現れます。従って、自制が効かず感情のままに行動するため、対人関係が障害されるのです。

また、同じ行動の繰り返しも見られ、独特の行動パターンをつくります。「トイレに行きたい」という訴えは、介護する側との対人関係に関連しているものかもしれないし、あるいは認知症高齢者特有の一つの行動パターンであるかもしれません。

このように、認知症高齢者の世界を理解するには、まずは認知症の種類を確認することが必要となります。

生理学的・心理学的な観点からのとらえ

●生理学的な原因の有無

次に生理学的な意味を考えてみましょう。排尿に関連する身体状況のアセスメントとして次のことが挙げられます。

①排尿量の多さ→飲水量の多さ、排尿を促す薬物の服用（腎疾患などの身体的疾患の有無の確認）

②排尿回数の多さ→膀胱内圧の上昇を来す疾患の有無

③排尿時間の偏り↓夜間の場合（身体疾患が隠れている・不眠）

ここで、「トイレに行きたい」という患者さんの身体状況のアセスメントを怠った結果、せん妄を理由に拘束されるに至ったという事例を紹介します。

【事例】

80歳になるA子さんは、腰痛が強くなったために一時的に急性期病院に入院となりました。何度か入院歴はあり、年齢や入院に対する反応から、多少の戸惑いや物忘れなどがあり、これまでも2カ所で認知症の検査（長谷川式簡易知能評価スケール［HDS―R］使用）を受けましたが、いずれも25点前後で問題はありませんでした。

A子さんには、痛み止めの他入眠剤としてマイスリー10㎎、ラシックスが投与されていました。腰痛のため、トイレまで行くのに車椅子を使用しており、移乗への介助は必要でしたが、その後は自分で動かしてトイレに行き、帰ったらベッドに移してもらっていました。急性期病院であり、手術患者が多かった日の夜間は、A子さんはオムツを使用していたようです。

入院から数日後、夜間のトイレが頻繁になりました。そんなある日、A子さんはせん妄を理由に拘束されました。その後、薬の影響であることが分かるのですが、看護師が次のような基本的な理解や疑問、確認を怠り、A子さんをせん妄であると決め付け、なおかつ拘束に至ったということが判明したのです。

まず、A子さんにはなぜ利尿薬であるラシックスが投与されていたのかを知らずに、薬を単に「渡していた」ことが分かりました。A子さんは以前、腎不全を患っており、そのために今もラシックスを服用していたのです。しかし、今回の入院では、腎不全の状態がどの程度のものなのかは全く把握されていませんでした。

また、睡眠状態の確認もしないまま、これまでの病院で習慣的に服用していたマイスリー10㎎を、80歳の高齢者への投与量としては多過ぎるとは知らずに与薬していました。もちろん、腎不全であれば、薬の排出が悪く体内に蓄積されていき、それによって一時的にせん妄が起きてしまうことも、看護師の頭をかすめることはなかったようです。

せん妄を起こしたとされた当日は、手術患者もなく、特別人手を要する患者はいませんでしたが、A子さんはいつものように、準夜帯にはオムツを当てられていました。

そして、いつものように就寝前に「トイレへ行きたい」と訴えたのです。

しかし、その日のA子さんは、トイレに連れて行ってもらった後も、なんとなく尿が出そうな感じがして何度かナースコールを押したようです。看護師は、A子さんのオムツにA子さん自身の手を当てさせ、尿は出ていないことを確認させようとしました。A子さんも触ってみて大丈夫だと分かったようですが、その後もやはり尿意を感じ、ナースコールを押しました。すると看護師は、睡眠薬を追加して服用させたのです。それでもA子さんは眠る様子もなく「トイレへ行きたい」と訴えて、騒ぎ始めたと言い、そこで看護師は拘束に踏み切ったようです。

訴えの信ぴょう性よりも生理学的なアセスメント

この事例は、排泄に関する身体状態のアセスメントの大切さを教えてくれます。

認知症である場合も、そのことを理由に病態生理学的なアセスメントを怠ってはなりません。認知症の人々の訴えは、訴えの真意や信ぴょう性を確認する前に、まずは生理学的な身体状況をアセスメントすることが必要なのです。

心理学的な原因の有無

生理学的な問題の他に、心理学的な問題、つまり不眠につながる気掛かりや心配事の有無の確認も必要です。認知症のレベルによっては、なかなか言葉で言い表せないこともあるでしょうが、その場合は各種の行動や周囲の人間関係、家族からの情報などが参考になると思います。

進行度または重症度の観点からのとらえ

生理学的・心理学的な観点からのとらえによって、患者さんの身体に生理学的問題がない場合は、認知症の進行度あるいは重症度の観点から「トイレに行きたい」という訴えを考えてみましょう。ここでは高齢者の認知症として最も多い**アルツハイマー型認知症**を基本に述べたいと思います。

中等度の場合

前出のお風呂を嫌がる場合（1章）や「ごはん、まだいただいていません」「ごはん、いりません」と言う場合（3章）でも述べているように、中等度の認知症の人々は自他の境界があいまいになっています（p.65参照）。

統合失調症ばかりでなく、認知症も進行に従って自他の境界はあいまいになります。認知症の本質は、自分の内部が次第に失われていくプロセスです。従って、中等度になると、自他の境界線は実線ではなく破線状態になっていきます。そういう状態だと、破線と破線の隙間から「自」が出ていくのです。

「自己が漏れ出す感覚」がトイレへの行動を促す

自分の考えていることや感じていることがどんどん漏れ出ていってしまう。この「自己が漏出してしまう感覚」から、普通なら「漏れるものを止めよう」と考えるかもしれませんが、逆に「トイレに行って、漏れるものを出さなくてはならない」という行動を促すとも考えられます。

もう一つ考えられるのは、このような自己が漏出していく感覚を救ってくれるのが、例えば保護室のような物理的空間です。保護膜的な環境で、やや狭く外部から侵入しにくい堅固な空間がトイレという場所ということになります。認知症の人々が時折行う「トイレへの立てこもり」には、そんな理由があるのかもしれません。

重症度が上がっていく移行期あるいはすでに重度の場合

"触れる"ことの優位性

中等度から重度になっていく移行期に、認知症の人は混乱します。徘徊したり、自閉的になったりします。また、言葉の意味、語彙がどんどん失われていくため、原初的身体の層（身体の基底層にある直観や予兆、第六感といわれている層の存在を想定している）で関わることが多くなります。手を取り合う、うなずき合う、見つめ合うといった、自他が混然一体となる身体の最下層での関わりです。

言葉は意識の上に載っているものです。意識が薄ぼんやりしたとき、言葉よりは身体に触れることの方が確たるものであることは、皆、経験的に知っています。この触れることの優位性は、言葉を超えて触れ合うという、認知症の人への関わり方に明瞭に認められます。

忘れ去られない言葉の意味

移行期や重度になった認知症の人々は、言葉が全て失われていくというわけではありません。その人にとって、ほとんど慣習体系と言っていいほど身に付いている言葉は残っている場合があります。

ある人は、日がな一日独語していますが、「先生」という言葉は残っていました。この人は小学校の教師をしていたのです。

またある人は「困って」だけは言えます。この人はいつも何かに困っているような表情をしていました。

トイレという言葉は、年代的にやや最近の人であれば「お手洗い」か「トイレ」であり、明治・大正生まれの人であれば「便所」または「ご不浄」かもしれません。いずれにせよ、「トイレ」はそのように忘れ去られないでいる数少ない言葉の一つかもしれないのです。だからこそ、その言葉にさまざまな意味を託していると考えられます。

徘徊と自閉

もう一つの考え方があります。重度への移行期になると精神構造の内部が空白になり、同時に外部からいろいろな刺激が侵入してくることになり、それが混乱の元となります。カオス（混沌）状態です。人はカオスをカオスとして生きることはできないため、認知症の人は、自分の中にまとまりをつけようとします。徘徊や自閉（閉じこもり）は、無意識的にそういったまとまりをつけるための行為と考えられ、トイレへ行きたいという頻繁な訴えは、この徘徊や自閉と同じ意味を持つ行動であるとも理解できます。

さらに理解を促すために、ここで徘徊と自閉について少し述べておきましょう。

認知症の人々の徘徊については、軽度から中等度において比較的見られる「夕暮れ症候群」という、夕方になると「おうちに帰らせていただきます」と言って出て行こうとする行動が注目されています。

徘徊という言葉の意味は「目的のない遁走」ですが、実は認知症の人は最初、帰ろうとした場所はあると思われます。しかし、歩いていくうちに、その場所は忘れ去られてしまうのです。

そして、「早くうちに帰らねば！」とまた歩きます。自宅に連れ帰っても、もはやその人の父や母や兄弟はいません。その家の匂いは自分の家のそれとは違います。

「ここではない。自分のうちはここではない」

そして、さらに歩くのです。

重度になっていくと、認知症の人は「うちに帰る」というのではなく、「ここではない、どこか」を目指すことになります。決して意識的に「どこか」を目指しているわけではなく、「ここではない、自分が帰る場所」を探すことになります。その結果が、単に歩くという行動です。

これは、統合失調症の急性期における徘徊と同じような意味を持っています。統合失調症の急性期においては、彼らは自分と他人の境界があいまいになり、混乱の極みに陥ります。徘徊はそんな極みで取られる行動です。それは自らの中のまとまりを取り戻すべく、自分の精神構造の内側に無意識的に張られる保護膜なのです。

「歩く」というのは、人間が生まれて初めて手にする自由行動するための手段であり、原初的な行動です。複雑な行動がとれなくなっても、意識しなくても簡単に行える、最も単純で初歩的な、体に染み付いている行動の原型です。先に述べたように、認知症の本質的事態は自分がどんどん失われていくことにあります。失われた自分を取り戻すことに突き動かされて、認知症の人は歩きます。

「歩く」ことを原初的な行動と述べましたが、見当識障害や記憶障害は、重くなると当然いろいろなことの判断ができなくなり、状況への対処も困難になってしまいます。いわゆる問題解決能力は極端に低下してしまいます。言葉も、意味はもちろん語彙自体も失われていきます。そこで、原初的行動としての「歩く」という行為が突出してくるのです。徘徊は無意識的な「自分探しの旅」と解釈できます。

例えば、赤ん坊は自分を抱っこしているのが母親、その母親がいつも何かをしている場所は台所、といった具合に物事を分けて理解し、そこに存在している「自分」というものを知っていきます。それが発達の過程であり、これと同じ過程を認知症の人は再度たどっているといえます。失われた自分を探して――。

そして、ようやく「もしかしてここではないか」と見つけて通ろうとします。そうしてくぐり抜けようとするのが、自分が産まれ落ちるときに通った狭い産道です。狭い産道を通れば、そこは母親の胎内です。羊水で満たされた、存在の始まりを育んだ場所なのです。帰りたい場所はそこなのではないでしょうか。だから認知症の人は、狭い場所を好むのかもしれません。

このことは、1～2歳の子どもの行動と著しく似ています。幼い子どもたちは、自分の体が入るか入らないかくらいの狭い場所に入り込もうとして、出てこられなくなって泣いたりするものです。

一方、自閉とは、こういった動的な徘徊の対極に位置する事態です。動の極みが徘徊ならば、自閉は静の極みにある行動といえるでしょう。トイレへの歩行は重度の認知症の人たちにとって、徘徊あるいは自閉と同じ意味を持つと考えられるのです。

象徴的行為としてのトイレの訴え

「トイレへ行きたい」という訴えが、何かの象徴的表現あるいは疑似的表現である場合、何を象徴しているのかを理解するには、かなりきめ細かい調査が必要です。その訴えが当の認知症の人々にとっても看護側にとってもお互い疲弊の元になっている場合は、その訴えの意味を考えてみるべきでしょう。

ここでは、「トイレに行きたい」という訴えではないものの、トイレが彼らにとってどんな象徴的意味を持つのかを考えるに当たって参考になると思われる事例で、認知症専門病棟（当時）に入院していた中等度から重度の認知症高齢者4人で形成されている仲間集団の行動について紹介したいと思います。

【事例】

中庭が一望できる窓のテーブル席に、認知症高齢者4人はいつも陣取っています。その仲間のリーダー格の掛け声で他の3人も一斉に立ち上がり、トイレ散歩へと向かいます。非常口のある廊下の端まで行き、来た道を戻ります。往路でもトイレへ寄ることはできますが、彼女らはなぜか復路でしかトイレ散策を行いません。また、トイレに入っていっても排泄はしません。彼女らは、窓にへばり付いている蛾の死骸に関する感想を述べたり（とはいっても、蛾という単語は彼女たちからは消えています）、便器のふたを毎回開けてみては、水が流れていく穴を指して「ほ〜ほ〜、これ見て、穴、穴」と驚きの声を上げます。日に5〜6回は散策し、毎回のようにトイレの同じ穴を見ているにも関わらず、そのたびにブランニューです。

トイレは、仲間たちの散歩コースであり、何度通っても新たな発見のある奥深い場所であり、そこへの日参は、彼女らの仲間の絆とでも呼べる共有行動を支えていたのです。

排泄介助特有の課題

介護の行為は〝直接性の高い行為〟

排泄介助や入浴介助に代表されるように、介護の行為は全般的に相手との高い直接性の上に成立しています。患者に触れる頻度や、密度の濃い関わりにおける直接性の高い行為といえます。

入浴介助は直接性の高い行為であっても、1日のうちに何度も繰り返される行為ではありません。それに対し、排泄は通常1日5〜6回行われます。つまり、排泄介助は直接性が高い上に、繰り返しという頻度においても特段高い行為なのです。

こういった直接性と頻度の高さを持つ行為は、相手との間の相互性が強いという特徴を持つことになります。それだけに、排泄への訴えというのは問題として浮上する頻度が高いと考えられます。

相互性が強いということは、両者の思いや感情が影響しやすい、あるいは交差しやすいという意味です。ですから、排泄の頻繁な訴えは看護師または介護士の気持ちや思いなどの点検、つまり、介助する側の気持ちも確かめる必要がある訴えの一つとも考えられるのです。

「トイレに行きたい」という言葉は、認知症の人自身ではなく介護する側の気持ちの中で多忙さが優先され、「十分に認知症の人々に応えきれていない」という不全感を抱えていたり、「またか」という気持ちのすり替えであったりするのです。

＊＊＊

ここでは、生理学的・心理学的なアセスメントについて、その内容にまでは詳しく踏み込まず、項目を挙げることのみにとどめました。それ以上に、今回は認知症高齢者の内的世界で起こっていることや、生活という人の暮らしを成り立たせている環境との相互作用の観点から、「トイレに行きたい」という訴えについて取り上げました。

（阿保順子）

認知症《にんちしょう》高齢者《こうれいしゃ》の世界《せかい》

2015年6月25日　第1版第1刷発行　〈検印省略〉
2016年8月5日　第1版第2刷発行

編　　集 ▪ 日本赤十字看護学会 臨床看護実践開発事業委員会
発　　行 ▪ 株式会社 日本看護協会出版会
〒150-0001 東京都渋谷区神宮前5-8-2　日本看護協会ビル4階
〈注文・問合せ／書店窓口〉TEL/0436-23-3271　FAX/0436-23-3272
〈編集〉TEL/03-5319-7171
http://www.jnapc.co.jp
デザイン ▪ 新井田清輝
イラスト ▪ 堀内園子
印　　刷 ▪ 株式会社 フクイン

ISBN978-4-8180-1916-4